血液病临床诊疗精要

高　娜　等◎主编

国家一级出版社　中国纺织出版社　全国百佳图书出版单位

图书在版编目（CIP）数据

血液病临床诊疗精要 / 高娜等主编. -- 北京 : 中国纺织出版社, 2018.11
ISBN 978-7-5180-5738-2

Ⅰ. ①血… Ⅱ. ①高… Ⅲ. ①血液病—诊疗 Ⅳ. ①R552

中国版本图书馆CIP数据核字（2018）第280509号

策划编辑：樊雅莉　　责任校对：楼旭红　　责任印制：王艳丽

中国纺织出版社出版发行
地址：北京市朝阳区百子湾东里A407号楼　邮政编码：100124
销售电话：010－67004422　传真：010－87155801
http: //www.c-textilep. com
E-mail: faxing@c-textilep. com
中国纺织出版社天猫旗舰店
官方微博http://weibo.com/2119887771
北京市密东印刷有限公司印刷　各地新华书店经销
2018年11月第1版第1次印刷
开本：710×1000　1/16　印张：10
字数：192千字　定价：58.00元

前　言

随着分子生物学、细胞生物学、免疫学等学科的发展，临床血液学的进展十分迅速，血液病的诊断技术和治疗方法亦日新月异。对于从事血液科的临床医务工作者来说，急需一本能够反映目前血液病诊疗水平、病种齐全、便于查阅的血液科手册。鉴于此，我们特组织了一批经验丰富的血液科临床医师编写了本书。

本书对各种血液病的诊断、分型及治疗，尽量体现近年来的最新进展，尤其在治疗方面列举了经过长期临床实践、疗效肯定的治疗方案，以及新的治疗手段、新的药物。本书结构严谨、层次分明、内容新颖、专业度高、实用性强，是一本具有一定参考价值的血液科医学类专业书籍。

本书在撰写过程中，参阅了许多国内外相关文献，在此对原作者一并表示感谢。限于编者水平，所获资料有限，加之时间仓促，书中如有不足之处，希望前辈和同道批评指正。

编　者

2018 年 11 月

目　　录

第一章　红细胞疾病

第一节　缺铁性贫血

缺铁有一个发展过程，体内发生贮铁耗尽（ID），缺铁性红细胞生成（IDE），最终导致缺铁性贫血（IDA）。缺铁性贫血是指各种原因的缺铁导致红细胞生成减少引起的低色素性贫血，其特点是骨髓、肝、脾等器官组织中缺乏可染铁，血清铁浓度、运铁蛋白饱和度和血清铁蛋白降低，典型的表现为小细胞低色素型贫血。缺铁性贫血是一种不同病因引起的综合征，可以伴发许多疾病。

【流行病学】

缺铁性贫血是临床上最常见的一种贫血。随着经济发展和营养卫生状况的改善，铁缺乏症的患病率虽逐年下降，但仍是一个全球人群普遍存在的健康问题，发展中国家尤为突出。据估计全球约有 5 亿～10 亿人患铁缺乏症，近半数为缺铁性贫血。通过大规模流行病学调查，发现发展中国家不同年龄组铁缺乏症的患病率明显高于发达国家。妊娠妇女、月经期妇女、婴幼儿和儿童是高危人群，其中以 2 岁以下婴幼儿和妊娠妇女的患病率最高。据前上海医科大学各附属医院人群调查资料，上海地区铁缺乏症的患病率：6 个月至 2 岁的婴幼儿达 75.0％～82.5％，育龄妇女为 43.32％，妊娠 3 个月以上妇女为 66.27％，10～17 岁青少年为 13.17％；以上人群缺铁性贫血的患病率分别为 33，8％～45.7％，11.39％，19.28％及 9.84％。铁缺乏症的危险因素主要如下：婴幼儿喂养不当，儿童与青少年偏食和鼻出血，妇女月经量过多，多次妊娠，哺乳，宫内置节育环，营养不良，摄入蛋白质不够，反复献血以及某些病理因素如胃大部切除、慢性失血、慢性腹泻、萎缩性胃炎和钩虫感染等。

【病因和发病机制】

（一）病因

缺铁性贫血发生原因和发病机制多种多样，主要是由于长期铁代谢负平衡，得不到额外补充造成。

1.营养因素 饮食中缺乏足够量铁或食物结构不合理导致铁吸收和利用减少,发生营养性铁缺乏症。中国医学科学院卫生研究所制订的正常铁供给标准,成年女性为12～15mg/d,青少年为12～25mg/d。铁吸收主要在十二指肠和空肠上段,吸收形式有两种:①血红素铁来自血红蛋白、肌红蛋白及动物食物的其他血红素蛋白,经胃酸和蛋白酶消化,游离出血红素,直接被肠黏膜细胞所摄取,在细胞内经血红素加氧酶分解为原卟啉和铁而被吸收;②非血红素铁来自铁盐、铁蛋白、含铁血黄素及植物性食物中的高铁化合物等,非血红素铁的吸收取决于铁原子的价数、可溶性及食物中螯合剂的存在。食物中铁必须成为可溶性二价铁才易被吸收,胃酸可增加非血红素铁的溶解度,维生素C作为还原剂和螯合剂可促进铁吸收。植物食物中的磷酸盐、植酸盐,茶叶中的鞣酸及咖啡中的一些多酚类化合物等,与铁形成难以溶解的盐类而抑制非血红素铁的吸收。动物性食物铁吸收率20%。植物性食物吸收率多数小于5%,人乳铁吸收率50%,牛乳仅10%。因此,饮食因素和铁缺乏症发生有密切关系。因营养因素发生铁缺乏症的高危人群是婴幼儿和孕妇,由于这两类人铁需要量增加,不注意营养极易引起铁缺乏症。月经期妇女对铁的需要量比成年男性大,一次正常月经的失血量平均40～60mL,相当于失铁20～30mg,因此,需要量比男性多1mg/d,为2mg/d。

2.慢性失血和铁丢失过多 慢性失血是缺铁性贫血最常见的病因之一,长期小量出血比一次大出血更易发生缺铁性贫血。正常情况下,每天从食物中吸收和排出的铁各约1mg,每天失血3～4mg,即相当于失铁1.5～2mg,可引起铁负平衡,一定时期后,即可发生缺铁性贫血。女性月经过多,是缺铁性贫血的常见原因。成年男性胃肠道出血是缺铁性贫血最常见病因,以痔疮最常见。其次是胃十二指肠溃疡出血,其中25%出血患者以往没有消化道溃疡的症状。食管裂孔疝可伴消化道出血,约15%患者发生缺铁性贫血。消化道憩室或憩室炎引起出血的发生率分别为5%～8%和15%～25%,小肠出血多为息肉。缺铁性贫血常是胃肠道肿瘤的首发表现,盲肠癌、升结肠癌、胃癌及壶腹癌均可以缺铁性贫血为首发表现。农村钩虫感染是引起慢性消化道失血的重要原因。其他原因有咯血和肺泡出血,如肺含铁血黄素沉着症、肺出血肾炎综合征、肺结核、支气管扩张和肺癌等;以及血红蛋白尿,冷抗体型自身免疫性溶血,人工心脏瓣膜,行军性血红蛋白尿等;还有反复血液透析、多次献血等。

3.铁吸收障碍 因肠道对铁吸收障碍而发生缺铁性贫血者,最多见于胃切除患者。胃酸分泌不足且食物快速进入空肠,绕过铁的主要吸收部位,使铁吸收减少。多种原因造成胃肠道功能紊乱,慢性肠炎、Crohn病等可因铁吸收障碍而发生缺铁性贫血。转运障碍(无转铁蛋白血症、肝病)也是引起缺铁性贫血的病因。

(二)发病机制

1.缺铁对铁代谢的影响 当体内贮铁减少到不足以补偿功能状态铁时，铁蛋白、含铁血黄素、血清铁和转铁蛋白饱和度减低，总铁结合力和未结合铁的转铁蛋白升高，组织缺铁，红细胞内缺铁。转铁蛋白受体表达于红系造血细胞膜表面，当红细胞内铁缺乏时，转铁蛋白受体脱落进入血液，血清可溶性转铁蛋白受体(sTfR)升高。

2.红细胞内缺铁对造血系统的影响 大量原卟啉不能与铁结合成为血红素，以游离原卟啉(FEP)的形式积累在红细胞内或与锌原子结合成为锌原卟啉(ZPP)，血红蛋白生成减少，红细胞胞质少、体积小，即小细胞低色素性贫血；重者粒细胞、血小板生成受影响。

3.组织缺铁对组织细胞代谢的影响 细胞中含铁酶和铁依赖酶活性降低，包括细胞色素C、细胞色素C氧化酶、过氧化氢酶、过氧化物酶以及含铁血黄素蛋白类如细胞色素C还原酶、NADH、脱氢酶、黄嘌呤氧化酶、琥珀酸脱氢酶等，影响患者的精神、行为、体力、免疫功能及患儿的生长发育和智力。缺铁还可引起黏膜组织病变和外胚叶组织营养障碍。

【临床表现】

缺铁性贫血的症状可因引起缺铁和贫血的原发病、贫血本身以及组织中含铁酶和铁依赖酶活性降低引起细胞功能紊乱所致。

(一)贫血表现

早期缺铁性贫血常无症状或非特异性症状如乏力、易倦、头昏、头痛、耳鸣、心悸、气促、纳差等，可伴有苍白、心率增快。这些症状不一定和贫血程度相平行。

(二)组织缺铁表现

影响小儿生长发育：幼儿可伴神经功能和心理行为障碍，易激惹、注意力不集中；耐力降低；影响小儿细胞免疫功能，表现为T淋巴细胞数目减少，中性粒细胞杀菌功能受影响，髓过氧化酶活性降低，吞噬功能有缺陷；抗寒能力降低，甲状腺激素代谢异常。严重缺铁性贫血可致黏膜组织变化，出现口炎、舌炎、舌乳头萎缩。外胚叶组织营养缺乏表现为皮肤干燥、角化、萎缩、无光泽；毛发无光泽、易断、易脱；指甲条纹隆起，严重时指甲扁平，甚至呈“反甲”。一些患者有嗜异食癖，如嗜食泥土、煤炭、生米、冰块等。胃活组织检查发现75%缺铁性贫血患者有浅表性胃炎及不同程度的萎缩性胃炎，伴胃酸缺乏。吞咽困难或吞咽时有梗塞感(称Plummer-Vinson征)，是缺铁的特殊症状之一。缺铁性贫血也可导致月经紊乱。

但月经过多可以是缺铁原因，也可以是缺铁的后果。约10%患者有轻度脾肿大。在缺铁时间较长的婴儿中，颅骨和手骨的板障可以增厚。

（三）缺铁原发病表现

具体包括消化性溃疡、肿瘤或痔疮导致的黑便、血便或腹部不适；肠道寄生虫感染导致的腹痛或大便性状改变；妇女月经过多；肿瘤性疾病的消瘦；血管内溶血的血红蛋白尿等。

【实验室检查】

（一）血象

轻度贫血，红细胞为正细胞正色素性，血片中红细胞形态基本正常。严重时呈小细胞低色素性贫血。平均红细胞体积（MCV）低于80fl，平均红细胞血红蛋白量（MCH）小于27pg，平均红细胞血红蛋白浓度（MCHC）小于32%。血片中红细胞大小不一，体积小者多见，有少量尾状和椭圆形红细胞，偶见靶形红细胞。红细胞中心淡染区扩大，重者胞质呈环状。网织红细胞计数大多正常或减低，少数轻度增高至2%～3%。红细胞渗透脆性大致正常，重者脆性轻度减低。

白细胞计数一般正常，少数中性粒细胞减少。近期有大量出血，中性粒细胞可增多。钩虫病患者嗜酸性粒细胞增多。

血小板计数常增高，多见于成人因慢性失血而发生贫血。贫血较重的婴儿、儿童患者中，血小板减少较为多见。

（二）骨髓象

骨髓穿刺涂片和切片显示骨髓呈轻度和中度幼红细胞增生；严重缺铁性贫血，幼红细胞体积偏小，核染色质致密，胞质较少，边缘不整齐，即血红蛋白形成不良。幼红细胞核固缩似晚幼红细胞，胞质仍紫蓝色，显示胞质发育迟于胞核，呈“核老浆幼”现象。分类见中幼红细胞比例增高。粒系细胞和巨核细胞数量、形态大多正常。骨髓涂片亚铁氰化钾染色，骨髓小粒中无深蓝色含铁血黄素颗粒，幼红细胞内铁小粒减少、淡染或消失，铁粒幼细胞<15%。骨髓可染铁是反映贮存铁的金标准。骨髓活检标本铁染色可提高骨髓可染铁检查的准确性，但不能很好地观察幼红细胞内铁的情况。

（三）血清铁、总铁结合力、血清铁饱和度和血清铁蛋白

未经治疗者血清铁浓度常明显降低，多低于8.95μmol/L，总铁结合力增高，大于64.44μmol/L，血清铁饱和度降低小于15%。血清铁蛋白低于12μg/L。血清铁检测不稳定，一天内不同时间测定变异很大，不宜单独作为诊断缺铁的指标。总铁结合力较稳定，血清铁饱和度测定<15%可作为缺铁性红细胞生成的指标之一，但

不宜用于缺铁的早期诊断。采用直接法测定血清运铁蛋白浓度更好，因血清铁蛋白与体内储存铁相关性极好，可作为储存铁缺乏的指标用于早期诊断。

（四）红细胞游离原卟啉（FEP）和血液锌原卟啉（ZPP）

红细胞游离原卟啉是幼红细胞和网织红细胞合成血红蛋白过程中形成的非血红素原卟啉而残留在新生的红细胞内，绝大多数非血红素原卟啉是和锌离子络合成锌原卟啉，采用提取法和血液荧光计直接测定。诊断单纯性缺铁的标准：FEP＞0.9μmol/L（全血），或 ZPP＞0.96μmol/L（全血）。可作为缺铁性红细胞生成的指标。由于 FEP 与 ZPP 值受到许多因素的影响，如慢性病贫血、铁粒幼细胞贫血、珠蛋白生成障碍性贫血和严重溶血性贫血等，因此反映缺铁的准确度不如上述铁参数。

【诊断与鉴别诊断】

诊断目标有两个方面：一是是否为缺铁性贫血，二是病因诊断。还需注意复合性贫血即合并慢性感染、恶性肿瘤、风湿病或肝病的缺铁性贫血。

（一）诊断

1.缺铁性贫血的诊断标准

（1）小细胞低色素性贫血：贫血为小细胞低色素性：男性 Hb＜120g/L，女性 Hb＜110g/L，孕妇 Hb＜100g/L；MCV＜80fl，MCH＜27pg，MCHC＜32%；红细胞形态有明显低色素表现。

（2）有明确的缺铁病因和临床表现。

（3）血清铁＜8.95μmol/L（＜50μg/dl），总铁结和力＞64.44μmol/L(360μg/dl)。

（4）血清铁饱和度＜15%。

（5）骨髓铁染色显示骨髓小粒可染铁消失，铁粒幼红细胞＜15%。

（6）红细胞游离原卟啉＞0.9μmol/L（＞50μg/dl）（全血），或血液锌卟啉（zPP）＞0.96μmol/L(60μg/dl)（全血），或 FEP/Hb＞4.5μg/g Hb。

（7）血清铁蛋白（SF）＜12μg/L。

（8）血清可溶性运铁蛋白（sTfR）浓度＞26.5nmol/L(2.25mg/L)。

（9）铁剂治疗有效。

符合第 1 条和第 2 条～第 9 条中任何两条以上者可诊断为缺铁性贫血。

2.贮存铁缺乏的诊断标准　符合以下任何一条即可诊断。

（1）血清铁蛋白＜14μg/L。

（2）骨髓铁染色显示骨髓小粒可染铁消失。

3.缺铁性红细胞生成的诊断标准　符合贮存铁缺乏的诊断标准，同时有以下任何一条者即可诊断。

(1)血清铁饱和度<15%。

(2)红细胞游离原卟啉>0.9μmol/L(>50μg/dl)(全血),或血液锌卟啉(zPP)>0.96μm/L(60μg/dl)(全血),或 FEP/Hb>4.5μg/g Hb。

(3)骨髓铁染色显示骨髓小粒可染铁消失,铁粒幼红细胞<15%。

4.存在合并症　有合并症的情况下(感染、炎症、肿瘤等)需要测定红细胞内碱性铁蛋白,小于 6.5ag/细胞,能诊断缺铁,或骨髓铁染色显示骨髓小粒可染铁消失作为标准。

5.铁剂治疗性试验　连续口服铁剂网织红细胞计数上升,一般第 5 至第 10 天,网织红细胞升高至 4%~10%。如患者有铁剂吸收障碍,就无法判断结果。宜采用注射铁剂治疗试验作出诊断。

(二)鉴别诊断

1.铁粒幼细胞性贫血　是遗传或不明原因导致的红细胞铁利用障碍性贫血。无缺铁表现,血清铁蛋白浓度增高,骨髓小粒含铁血黄素颗粒增多,铁粒幼细胞增多,出现环形铁粒幼细胞。血清铁和转铁蛋白饱和度增高,总铁结合力不低。

2.地中海贫血　有家族史,慢性溶血表现。血片中可见多量靶形红细胞,珠蛋白肽链合成数量异常,如 HbF 和 HbA 增高,出现血红蛋白 H 包涵体等。血清铁蛋白、骨髓可染铁、血清铁和转铁蛋白饱和度不低且常增高。

3.慢性病性贫血　慢性炎症、感染或肿瘤等引起的铁代谢异常性贫血。血清铁蛋白和骨髓铁增多,血清铁、血清转铁蛋白饱和度、总铁结合力减低。

4.转铁蛋白缺乏症　为常染色体隐性遗传所致或严重肝病、肿瘤继发。血清铁、总铁结合力、血清铁蛋白及骨髓含铁血黄素均明显降低。先天性者幼儿时发病,伴发育不良和多脏器功能受累。获得性者有原发病的表现。

确定缺铁性贫血还需病因诊断,原发病有时对患者危害比贫血更为严重,如胃肠道恶性肿瘤伴慢性出血所引起的缺铁性贫血。成年男性和绝经期女子中,缺铁性贫血最多见的原因是胃肠道慢性出血,由于每次出血量少而且呈间歇性,临床上容易忽视。多次检验大便潜血极为重要,必要时做胃肠道内镜及 X 线检查。

【治疗】

(一)病因治疗

缺铁性贫血的病因诊断是治疗的前提,婴幼儿、青少年和妊娠妇女营养不足引起的缺铁性贫血,应改善饮食;胃、十二指肠溃疡伴慢性失血或胃癌术后残胃癌所致的缺铁性贫血,必要时手术根治。月经过多引起的缺铁性贫血应去除病因;钩虫病引起的贫血，驱虫和补充铁剂可同时进行，如感染严重、全身情况很差，可以先纠正贫血，全身情况好转后再驱虫。

（二）补铁治疗

1.口服铁剂　是治疗缺铁性贫血的首选方法。硫酸亚铁是口服铁剂中的标准制剂，其最大的缺点是胃肠道不良反应较明显。硫酸亚铁缓释片口服后在1～2h内均衡释放铁剂，提高十二指肠和空肠上段吸收率，减少胃和下段肠道释放铁。口服右旋糖酐铁、琥珀酸亚铁和多糖铁复合物（力蜚能）含铁量高，不良反应较硫酸亚铁轻，疗效和硫酸亚铁相当。成人治疗剂量元素铁180～200mg/d，预防剂量元素铁10～20mg/d。空腹亚铁盐吸收完全，餐后服或餐中服，铁剂吸收减少40%～50%。空腹服用胃肠反应大，如胃部灼热感、恶心、上腹部不适和腹泻等，常不能坚持治疗。餐后服用胃肠反应小，易耐受治疗。小剂量开始逐渐增加剂量可减少胃肠道反应。小儿有效剂量为元素铁1.5～2.0mg/kg，制成糖浆剂服用可以耐受。食鱼、肉及橘子水可加强铁剂吸收，而谷类、乳、茶可抑制铁剂吸收。

口服铁剂见效较快，最早骨髓中铁粒幼红细胞和外周血液中网织红细胞上升，高峰在5～10d。2周后血红蛋白浓度上升，2个月达正常。为补足体内贮存铁，铁剂治疗在血红蛋白恢复正常后至少要持续4～6个月，甚至1年。口服铁剂无效须考虑：①患者未按医嘱服药；②诊断有误；③出血尚未得到纠正；④伴发感染、炎症、恶性肿瘤、肝病或肾病等，影响骨髓造血功能；⑤腹泻、肠蠕动过速或胃肠道解剖部位异常，影响了铁吸收；⑥铁剂在胃肠道不能很好溶解，影响吸收，尤其是胃酸缺乏者。

2.铁剂注射治疗　注射铁剂不良反应较多，甚至发生致命的过敏反应。适应证：①胃肠道疾患如溃疡性结肠炎、节段性肠炎、胃切除后胃肠功能紊乱（倾倒综合征），或妊娠持续呕吐等，口服铁剂使症状加重者。②慢性腹泻、脂肪痢或吸收不良综合征铁吸收障碍者。③严重缺铁性贫血需要在短期内提高血红蛋白者，如妊娠晚期缺铁性贫血严重，并防止胎儿发生缺铁性贫血者。④血液透析或自体输血采血量较大，需短期内维持体内铁平衡者。⑤不能耐受口服铁剂治疗者。⑥出血丧失铁的速度，超过铁被吸收的速度。右旋糖酐铁复合物是最常用的注射用铁，深部肌内注射首次给药0.5mL试验剂量，1h无过敏反应，给予足量治疗，最大剂量100mg/d。右旋糖酐铁复合物注射后约65%于72h内被吸收，11%～52%（平均25%）残留在注射处至少4星期，不能被利用。局部不良反应有注射部位疼痛、局部淋巴结肿痛，可持续数星期。右旋糖酐铁复合物也可静脉注射，优点是可以一次大量注射。方法：①试验剂量铁剂无过敏反应，每天静脉注射不稀释的右旋糖酐铁复合物 100mg,50mg/min 缓慢静脉注射。②按计算出的总剂量,用生理盐水稀释,每 50mg 右旋糖酐铁复合物用 0.9%氯化钠注射液 20mL 稀释,缓慢静脉滴注,开始 20 滴/min,5min 无反应,将滴速增加到 40～60 滴/min。如注射处静脉炎、疼痛、发红,减慢滴速。静脉注射铁反应多,应慎重。全身即刻反应有头痛、头昏、发热、面部潮红、荨麻疹、关节痛、肌肉酸痛、低血压、恶心以及其他过敏反应;延迟反应有淋巴结肿大、关节和肌肉痛、发热。多数反应均轻微、短暂。

注射用铁的总剂量计算方法:所需总铁量(mg)=(需达到的血红蛋白浓度－患者的血红蛋白浓度)×0.33×患者体重(kg)。

【预防】

加强妇幼保健,预防早产,做好喂养指导,婴幼儿及时添加富含铁的食品,如蛋类、肝等;较大儿童应纠正偏食,防治鼻出血;青少年定期查、治寄生虫感染;月经期妇女防治月经过多。近年采用能释放左旋甲基炔诺酮的子宫内节育环(LNG-IUD),每天释放孕酮,可使月经量减少,降低贫血发生率。积极防治钩虫病等寄生虫病及各种慢性出血灶,以防止过多铁丢失。高危人群如婴幼儿、早产儿、孪生儿、妊娠妇女、胃切除及反复献血每年 4 次以上者应口服铁剂预防缺铁。一般足月婴儿补铁月龄,不迟于 4 足月,剂量为 1mg/(kg·d);早产儿补铁月龄不迟于 2 足月,剂量为 2mg/(kg·d);持续到 1 足岁。妇女妊娠后期和哺乳期可口服硫酸亚铁 0.2g/d。近年来有不少国家在高危人群的食品(主要是谷类食物)中加入一定量药用铁,即食品干预高危人群取得较好效果。

【预后】

单纯营养不足者,易恢复正常。继发于其他疾病者,取决于原发病能否根治。

第二节 巨幼细胞性贫血

巨幼细胞性贫血主要是由于体内叶酸和(或)维生素 B_{12} 缺乏,导致脱氧核糖核酸(DNA)合成障碍所引起的贫血。特征是呈大红细胞性贫血,骨髓内出现巨幼细胞,该种细胞细胞核发育障碍,与胞质发育不同步,呈形态和功能均不正常的巨幼改变。可累及红细胞、粒细胞、巨核细胞三系。这种细胞在骨髓内未发育成熟就被破坏,出现无效造血。除造血细胞外,在某些增殖较快的上皮细胞也可出现类似表现。临床表现主要是全血细胞减少和胃肠道症状,维生素 B_{12} 缺乏时还可出现神经系统症状。

【流行病学】

在我国以叶酸缺乏为主，以山西、陕西等西北地区多见；维生素 B_{12} 缺乏较少见，恶性贫血在我国罕见。欧美地区以维生素 B_{12} 缺乏或有内因子抗体者多见。

【叶酸和维生素 B_{12} 的代谢】

（一）叶酸的代谢和分布

叶酸属于 B 族维生素。它的化学名称是蝶酰谷氨酸（PGA），由蝶呤衍生物、对氨基苯甲酸酯残基及 L-谷氨酸残基组成。自然界中的叶酸主要是由蝶呤酰与多个谷氨酰基结合形成的蝶呤酰多聚谷氨酸。治疗用叶酸仅含一个谷氨酸。

1.*来源和生理需要量*　人体不能自身合成叶酸，所需的叶酸均来自食物。新鲜绿叶蔬菜、水果、动物内脏（肝、肾）、酵母和菌类中富含叶酸。但叶酸极不稳定，易被光和热分解，食物经长时间烹煮，特别是加大量水分烹调时，其中的叶酸大部分被破坏。

正常人叶酸每日最小需要量为 50μg，健康人体内叶酸的总储量为 5mg，主要储存于肝脏中。人体内叶酸的储存量仅够 4 个月之需。如果每日摄取的叶酸在 5μg 以下，大约 4 个月后会发生巨幼细胞性贫血。在妊娠、哺乳等需要增加的情况下，叶酸需要量增加至 3～6 倍。溶血性贫血、白血病和其他恶性疾病患者叶酸的需求量也会增加。

2.*吸收和转运*　叶酸主要在十二指肠和空肠近端吸收，不需要内因子参与。食物中蝶酰多聚谷氨酸在肠道中，经肠黏膜细胞产生的解聚酶作用，水解为蝶酰单谷氨酸或蝶酰双谷氨酸，经小肠黏膜上皮细胞吸收。在细胞内转变为 N^5-甲基四氢叶酸（N^5-甲基 FH_4），被转运至血浆中。其中一部分 N^5-甲基 FH_4 被分泌至胆汁中，排泄到小肠后再重吸收，即叶酸的肠肝循环。胆汁分泌的叶酸量为每天0.1mg 以上。

血浆中 N^5-甲基 FH_4 与白蛋白疏松结合，迅速经叶酸受体被细胞摄取。进入细胞内，在维生素 B_{12} 依赖性甲硫氨酸合成酶的作用下，N^5-甲基FH_4 转变为四氢叶酸（THF），THF 经多聚谷氨酸叶酸合成酶的作用再转变为多聚谷氨酸型 FH_4 储存。细胞内叶酸单谷氨酸很快逸出细胞。

在 FH_4 合成过程中，首先由叶酸（F）还原为二氢叶酸（FH_2），然后 FH_2 还原为 FH_4。这两步还原反应均由二氢叶酸还原酶催化。二氢叶酸还原酶有一个特性，对含有 4-氨基的叶酸类似物，如甲氨蝶呤和氨蝶呤钠，有很强的亲和力。在浓度为 10^{-9}mol/L 时即可对叶酸发生竞争性抑制作用。这就是甲氨蝶呤等化疗药物的作用原理。

3.叶酸在代谢中的作用　四氢叶酸(FH_4)是一碳基团的载体,参与体内甲硫氨酸、嘌呤和胸腺嘧啶核苷酸的生物合成。FH_4 能运载三种一碳基团:甲基($—CH_3$)、甲烯基($—CH_2—$)和甲酰基($—CH=O$)。与叶酸结合的一碳基团主要来源于丝氨酸,通过丝氨酸羟甲基转移酶作用,丝氨酸与 FH_4 发生反应,生成甘氨酸和 N^5,N^{10}-亚甲基 FH_4。一碳基团次要来源为组氨酸的分解代谢和 N^5-甲酰 FH_4。

在叶酸介导的一碳基团转运反应中,脱氧尿苷酸甲基化为胸腺核苷酸最具临床重要性,是DNA合成中必不可少的步骤。此反应中,在胸腺核苷酸合成酶的作用下,N^5,N^{10}-甲酰 FH_4 提供和还原一碳基团,使一磷酸脱氧尿苷(dUMP)形成一磷酸脱氧胸苷(dTMP),dTMP形成三磷酸脱氧胸苷(dTTP)后参与DNA合成。

4.叶酸的排泄　主要经肾脏和粪便排出体外。肾脏能重吸收和排泄叶酸。肾小球滤过的叶酸被近曲小管上皮细胞膜叶酸受体转运至细胞内,然后缓慢进入血液。同时叶酸可以排泌入近曲小管中,结果是重吸收了大部分滤过的叶酸。人体每天经肾脏排出的叶酸量仅为2～5μg。少量经粪便排出的叶酸主要来源于肠肝循环的溢出。

(二)叶酸缺乏的病因

1.摄入减少　叶酸缺乏的主要原因是饮食不合理。由于体内叶酸储备量少,当食物中缺少新鲜蔬菜,食物烹调不当,如烹调时间过长或温度过高,大量叶酸被破坏,导致摄入叶酸减少,叶酸缺乏迅速出现。

2.需要量增加　婴幼儿、青少年、妊娠期和哺乳期妇女,以及慢性反复溶血、白血病、肿瘤、甲状腺功能亢进的患者,叶酸的需要量都会增加,长期接受血液透析治疗的患者,叶酸经透析液丢失,都可发生叶酸缺乏。

3.吸收障碍　腹泻、小肠(特别是空肠段)炎症、肿瘤、手术切除均可导致叶酸的吸收不足。乙醇可干扰叶酸的吸收,酗酒者常会有叶酸缺乏。口服柳氮磺胺吡啶的患者叶酸在肠内的吸收受抑制。

4.利用障碍　如甲氨蝶呤、氨苯蝶啶、乙胺嘧啶能竞争性抑制二氢叶酸还原酶的作用影响四氢叶酸的生成。苯妥英钠、苯巴比妥对叶酸的影响机制不明,可能是增加叶酸的分解或抑制DNA合成。此外,还有先天性酶缺陷,如甲基 FH_4 转移酶、N^5,N^{10}-甲烯基 FH_4 还原酶、FH_2 还原酶和亚氨甲基转移酶等,均可影响叶酸利用。

(三)叶酸缺乏导致巨幼细胞性贫血的发病机制

叶酸缺乏时,一碳基团的转移受阻,阻碍体内脱氧尿嘧啶核苷(dUMP)转化为脱氧胸腺嘧啶核苷（dTMP）的反应，dTMP 合成减少，DNA 合成受到影响。细胞分裂增殖速度明显减慢；而血红蛋白合成影响较小。幼红细胞因分裂障碍致细胞体积增大，染色质疏松，形成巨幼细胞。同理，粒细胞系出现幼粒细胞巨幼变和成熟粒细胞核分叶增多的现象。

（四）维生素 B_{12} 代谢和生理作用

维生素 B_{12} 亦属于水溶性 B 族维生素，又称钴胺素，由咕啉环、钴原子和一个核苷酸组成。在人体内以甲基钴胺素形式存在于血浆，以 5-脱氧腺苷钴胺素形式存于肝及其他组织。

1.来源和生理需要量　人体无合成维生素 B_{12} 的能力，维生素 B_{12} 的主要来源是动物性食物。肝脏、肉类、蛋及乳品类食品均含有丰富的维生素 B_{12}。

正常人每日需 3μg 维生素 B_{12}，生长发育期、高代谢状态和妊娠时维生素 B_{12} 需要量增加。人体内维生素 B_{12} 的储存量约为 2～5mg，可供 3～5 年使用。

2.吸收和转运　食物中的维生素 B_{12} 与蛋白结合，经胃酸和胃蛋白酶作用，多肽链被消化而释放。在胃内酸性环境下，游离的维生素 B_{12} 与唾液和胃源性 R 蛋白紧密结合，形成维生素 B_{12}-R 蛋白复合物（R-B_{12}）。进入十二指肠后，R-B_{12} 经胰蛋白酶作用，R 蛋白被降解。释放的维生素 B_{12} 与内因子（IF）结合形成维生素 B_{12}-内因子复合物（IF-B_{12}）。内因子是胃壁细胞分泌的一种糖蛋白，含有钴胺素结合位点和特异性回肠受体，主要作用是抵抗水解消化作用，协助维生素 B_{12} 的吸收。IF-B_{12} 到达回肠末端，与该处肠黏膜上皮细胞刷状缘的 IF-B_{12} 受体结合，被肠上皮细胞摄取。在细胞内，内因子被降解，维生素 B_{12} 与运钴胺素蛋白Ⅱ（TCⅡ）结合形成 B_{12}-TCⅡ复合物，分泌入血浆，迅速被肝脏、骨髓和其他增殖型细胞吸收。

人体内每天有 0.5～9μg 维生素 B_{12} 分泌入胆汁，与胆汁内的 R 蛋白结合进入肠道，在肠内胆源性 R 蛋白-维生素 B_{12} 复合物（R-B_{12}）与胃源性复合物一样，通过胰蛋白酶消化 R 蛋白，释放的维生素 B_{12} 结合内因子被重吸收，这是维生素 B_{12} 的肠肝循环。因此，完全素食者需要很长时间，甚至 20 年才会出现有临床症状的维生素 B_{12} 缺乏症，而维生素 B_{12} 吸收障碍的患者在 3～5 年后即可因食物性和胆源性维生素 B_{12} 的丢失而出现临床症状。

3.维生素 B_{12} 的功能　在机体细胞内维生素 B_{12} 还原成甲基钴胺素或 5-脱氧腺苷钴胺素。甲基钴胺素是 N^5-甲基 FH_4 甲基转移酶的辅酶，该酶可催化 N^5-甲基 FH_4 和同型半胱氨酸之间的不可逆甲基转换反应，生成 N^5，N^{10}-甲基 FH_4 和蛋氨酸。N^5-甲基 FH_4 来源于 N^5，N^{10}-甲烯基 FH_4 合成胸腺嘧啶的不可逆反应，没有合成胸腺嘧啶的活性。在维生素 B_{12} 充足时，N^5-甲基 FH_4 转化为 FH_4，再重新生

成 N^5,N^{10}-甲烯基 FH_4,恢复参与胸腺嘧啶合成的活性。5-脱氧腺苷钴胺素是L-甲基丙二酰-CoA 变位酶的辅酶,它催化 L-甲基丙二酰-CoA 形成琥珀酰-CoA 后进入三羧酸循环。

4.维生素 B_{12}的排泄　维生素 B_{12}主要经肾脏排出体外,健康人每天尿液中排泄量约为 30pg。

(五)维生素 B_{12}缺乏的原因

1.摄入减少　一般由于膳食中维生素 B_{12}摄入不足而致巨幼细胞性贫血较为少见,可见于严格素食者和严重的营养不良患者。人体内维生素 B_{12}的储存量丰富,又有胆汁中维生素 B_{12}的再吸收(肠肝循环),素食者需经过 10～15 年才出现维生素 B_{12}缺乏的临床表现。

2.吸收障碍　这是维生素 B_{12}缺乏最常见的原因,可见于:

(1)内因子缺乏:见于恶性贫血(PA)、全胃切除术后、胃黏膜萎缩等患者。发生恶性贫血的机制目前还不清楚。患者常有特发的胃黏膜完全萎缩和内因子的抗体存在,故有人认为恶性贫血属自身免疫性疾病。这类患者由于缺乏内因子,食物中维生素 B_{12}的吸收和胆汁中维生素 B_{12}的重吸收均有障碍。

(2)肠道疾病:回肠切除过多、局限性回肠炎、口炎性腹泻和热带口炎性腹泻等许多肠道疾病可引起维生素 B_{12}吸收障碍。

(3)胰蛋白酶缺乏:慢性胰腺炎患者胰腺外分泌功能不足,胰蛋白酶缺乏,不能裂解维生素 B_{12}-R 蛋白复合体,维生素 B_{12}无法与内因子相结合。这类患者一般在3～5 年后会出现维生素 B_{12}缺乏的临床表现。

(4)药物影响;对氨基水杨酸、新霉素、二甲双胍、秋水仙碱和苯乙双胍等药物可影响维生素 B_{12}吸收。

(5)肠道菌群失调和寄生虫:常见于盲襻综合征,由于解剖损伤或运动障碍导致小肠淤滞,细菌大量繁殖摄入维生素 B_{12};小肠寄生阔节裂头绦虫病与宿主竞争性摄取维生素 B_{12},均可引起维生素 B_{12}缺乏。

(6)先天性内因子缺乏或维生素 B_{12}吸收障碍。

3.利用障碍　先天性 TCⅡ缺乏引起维生素输送障碍;麻醉药氧化亚氮可将钴胺氧化而抑制甲硫氨酸合成酶。

(六)维生素 B_{12}缺乏导致巨幼细胞性贫血的发病机制

维生素 B_{12}可以使无活性的 N^5-甲基 FH_4 转变成有活性的 FH_4,参与胸腺嘧啶脱氧核糖核苷酸的合成,故维生素 B_{12}间接参与了此过程。当维生素 B_{12}缺乏时,FH_4 和 N^5,N^{10}-甲烯基 FH_4 缺乏,阻碍胸腺嘧啶脱氧核糖核苷酸的合成,进而影响

DNA 合成,从而发生巨幼细胞性贫血。

【临床表现】

(一)血液系统表现

起病缓慢,常有面色苍白、乏力、耐力下降、头昏、心悸等贫血症状。重者全血细胞减少,反复感染和出血。少数患者可出现轻度黄疸。

(二)消化系统表现

口腔黏膜、舌乳头萎缩,舌面光滑,伴舌炎呈"牛肉样舌"。胃肠道黏膜萎缩可引起食欲不振、恶心、腹胀、腹泻或便秘。

(三)神经精神症状

维生素 B_{12} 缺乏者因脊髓侧束和后束的亚急性联合变性,以及周围神经受损,可出现对称性远端肢体麻木,深感觉障碍如振动感和运动感消失;共济失调或步态不稳;锥体束征阳性、肌张力增加、腱反射亢进。重者可有大、小便失禁。精神症状可有抑郁、失眠、记忆力下降、幻觉、妄想甚至精神错乱、人格变态等。部分患者神经系统表现先于贫血症状出现。

叶酸缺乏一般无神经系统症状。研究发现,约半数患者可有情感障碍,以抑郁症为主要表现。

(四)几种特殊类型的巨幼细胞性贫血

1.恶性贫血　恶性贫血多见于白种人,一般有家族史,在我国罕见。是由于胃黏膜萎缩、胃液中缺乏内因子,因而不能吸收维生素 B_{12} 而发生的巨幼细胞性贫血。多数患者的血清、胃液和唾液中可检查出抗自身胃壁细胞的抗体,在血清中还可检查出两种内因子(阻断及结合)抗体,部分合并自身免疫性甲状腺疾病和糖尿病等,故认为是一种自身免疫性疾病。部分恶性贫血患者的病因与幽门螺杆菌感染致胃体黏膜不可逆破坏有关。Schilling 试验一期阳性,二期阴性可诊断内因子缺乏。需要维生素 B_{12} 维持治疗。

2.幼年恶性贫血　幼年恶性贫血指婴儿先天性内因子缺少或功能障碍,或先天性维生素 B_{12} 吸收障碍而发生的恶性贫血。患儿胃黏膜的组织学发现和胃酸的分泌均正常。血清中也不存在抗壁细胞和抗内因子的抗体。为遗传性疾病,其父母和兄弟姊妹中可发现内因子分泌的缺陷。

3.非热带性口炎性腹泻　非热带性口炎性腹泻又称麦胶性病或特发性脂肪痢。常见于温带地区。发病与进食麦麸有关。临床表现为体重减轻、舌炎、贫血和间断腹泻,大便恶臭,呈水样或糊状,有多量脂肪。血象及骨髓象为典型的巨幼细胞性贫血。血清和红细胞叶酸水平降低。对症及用叶酸治疗可以取得较好的效果，贫血纠正后宜用小剂量叶酸维持治疗。不进含麦胶的食物亦很重要。

4.热带口炎性腹泻　热带口炎性腹泻多见于印度、东南亚、南美部分地区的居民和旅游者。临床症状与麦胶肠病相似，血清叶酸及红细胞叶酸水平降低，用叶酸治疗加广谱抗生素能使症状缓解及贫血纠正。缓解后应用小剂量叶酸维持治疗以防止复发。目前病因不清，因抗生素治疗有效，而认为可能与感染有关。

【实验室检查】

（一）血象

呈大细胞性贫血，MCV＞100fl，MCH 增高，MCHC 正常。也可出现中性粒细胞和血小板减少。网织红细胞计数可正常或轻度增高。血片中可见红细胞大小不等、中央淡染区消失，多数为大椭圆形红细胞。中性粒细胞核分叶过多，大于 3～5 叶，典型情况下中性粒细胞核 5 叶可占 5%以上，可见到 6 叶或更多的细胞核，亦可见巨杆状核粒细胞。

（二）骨髓象

增生活跃或明显活跃，伴有明显的巨幼细胞样改变，以红系细胞最明显。

（1）红系增生显著，幼红细胞出现巨幼变，称巨幼红细胞系列。各阶段细胞胞体增大，核大，核染色质疏松细致，胞质较胞核成熟，呈“核幼浆老”。成熟红细胞巨大而厚，常呈卵圆形，缺乏中心苍白区，出现大小不等、嗜多色性或含有嗜碱性点彩、卡波环或豪—周小体等。

（2）粒系尤其晚幼粒细胞巨幼改变突出。晚幼粒和杆状核粒细胞形态巨大，核形肿大，畸形，核染色质疏松，胞质中颗粒较粗，称巨晚幼粒和巨杆状核粒细胞。分叶核分叶过多，常在 5 叶以上，甚至达 16 叶，称巨多叶核粒细胞。

（3）巨核细胞体积也增大，核分叶过多，并且核间可不相连接。血小板生成障碍，可见巨大和形态不规则的血小板。

（4）骨髓呈增生象，但血象为全血细胞减少，其主要病理生理改变为无效性红细胞、粒细胞和血小板生成，称为髓内溶血。

（三）生化检查

1.血清叶酸和维生素 B_{12} 测定　血清叶酸水平的正常范围是 5.7～45.4nmol/L（2.5～20ng/mL）。血清维生素 B_{12} 水平的正常范围是 150～666pmol/L（200～900ng/mL）。

2.红细胞叶酸含量　正常范围是 317.8～567.5nmol/L（140～250ng/mL），低于 227nmol/L（100ng/mL）时提示叶酸缺乏。红细胞叶酸含量不受短期内叶酸摄入的影响，可以较准确地反映机体的叶酸储备。但因操作复杂，无法广泛应用于临床。

3.血清高半胱氨酸和甲基丙二酸水平测定　血清高半胱氨酸水平正常值范围为5～16μmol/L，在叶酸或维生素B_{12}缺乏时均可升高，达50～70μmol/L。血清甲基丙二酸水平正常值范围为70～270nmol/L，仅在维生素B_{12}缺乏时升高，可高达3500nmol/L，故这两项实验可用于叶酸或维生素B_{12}缺乏的诊断和鉴别诊断。

4.尿甲基丙二酸测定　正常情况下尿中含量很低，0～3.4mg/d。维生素B_{12}缺乏时甲基丙二酸浓度升高，在治疗后数天降至正常。

5.放射性维生素B_{12}吸收试验(Schilling试验)　第一部分，受试者空腹口服放射性钴标记的维生素B_{12} 2μg，2h肌内注射维生素B_{12} 1000μg，测定24h内尿的放射性活性。维生素B_{12}吸收正常者24h内能排出摄入放射性钴的7%以上。如果尿的放射性活性减低，5d后进行第二部分试验，在第一部分试验基础上，加用内因子。若第一部分排出率减低是由于内因子缺乏所致，第二部分排出率转为正常，其他原因引起的维生素B_{12}吸收不良则内因子不能纠正。可将恶性贫血与其他巨幼细胞性贫血加以鉴别。

(四)其他

可出现血清间接胆红素轻度增高，结合珠蛋白降低，乳酸脱氢酶增高，特别是LDH1和LDH2(来自幼红细胞)增高等。

恶性贫血时胃液中游离胃酸消失，内因子抗体和壁细胞抗体阳性。

【诊断】

根据营养史或特殊用药史，贫血表现，消化道及神经精神症状，血象呈大细胞性贫血，中性粒细胞核分叶过多，骨髓穿刺检查细胞呈典型的巨幼性改变可确诊。还需进一步明确叶酸缺乏还是维生素B_{12}缺乏，需要测血清叶酸和维生素B_{12}水平。

若无条件进行上述检查者，可予诊断性治疗，给予生理需要量的叶酸(0.2mg)口服或维生素B_{12}(1μg)肌注治疗10d左右，患者临床症状、血红蛋白和骨髓细胞改善或恢复者，应考虑巨幼细胞性贫血叶酸或维生素B_{12}缺乏，并且可以鉴别叶酸或维生素B_{12}缺乏。

【鉴别诊断】

巨幼细胞性贫血应与下列疾病鉴别。

1.再生障碍性贫血　巨幼细胞性贫血出现全血细胞减少时，需与再生障碍性贫血鉴别。骨髓检查增生明显活跃，红系增生，有核细胞呈典型的巨幼变可鉴别。

2.溶血性贫血　巨幼细胞性贫血出现轻度黄疸时需与溶血性贫血鉴别，如温抗体型自身免疫性溶血性贫血、Evans综合征等。可根据患者网织红细胞计数和间接胆红素的增高程度，特异性试验，如 Coomb's 试验、CD55 和 CD59 等检测结果来鉴别。巨幼细胞性贫血与溶血性贫血比较，网织红细胞计数和间接胆红素轻度增高，特异性试验为阴性。

3.造血系统肿瘤性疾病　如急性髓系白血病 M_6 型、骨髓增生异常综合征等，临床表现为大细胞性贫血，骨髓可见幼红细胞巨幼变等病态造血现象，但血清叶酸、维生素 B_{12} 水平不低，且补充叶酸、维生素 B_{12} 治疗无效。

【治疗】

（一）治疗原发病，祛除诱因

有原发病（如胃肠道疾病、自身免疫病等）的巨幼细胞性贫血，应积极治疗原发病；用药后继发的巨幼细胞性贫血，应酌情停药。

（二）纠正偏食和不良的烹饪习惯

具体内容略。

（三）补充叶酸和（或）维生素 B_{12}

1.叶酸缺乏　口服叶酸，每次 5～10mg，每日 3 次；胃肠道吸收障碍者，可用亚叶酸钙肌注，每日 3mg，用至血红蛋白恢复正常。若无原发病，不需维持治疗。如同时有维生素 B_{12} 缺乏，则需同时注射维生素 B_{12}，否则可加重神经系统损伤。

2.维生素 B_{12} 缺乏　肌注维生素 B_{12}，每次 500μg，每周 2 次；无维生素 B_{12} 吸收障碍者可口服维生素 B_{12} 片剂 500μg，每日 1 次，用至血红蛋白恢复正常。维生素 B_{12} 缺乏伴有神经系统表现者，需要以 500～1000μg，每周 1 次治疗维持半年到 1 年。恶性贫血患者和胃全切患者，终身需要维持治疗，每月 1 次 100μg 肌肉注射。注意单纯维生素 B_{12} 缺乏者，不宜单用叶酸治疗，否则可加重维生素 B_{12} 缺乏或出现神经系统症状。

第三节　慢性病贫血

慢性病贫血（ACD），也被称为“炎性贫血”（AI），发病率仅次于缺铁性贫血，其特点是血清铁浓度降低，转铁蛋白水平正常或降低，铁蛋白水平正常或升高。ACD 的机制是细胞因子对红细胞生成抑制所致。在这些细胞因子中，白细胞介素 6（IL-6）起着重要作用。IL-6 可增加肝脏合成铁调节蛋白 hepcidin，阻止铁从巨噬细胞和肝细胞释放，从而造成红细胞生成障碍。原发病的有效治疗是纠正 ACD 的最主要手段，在原发病无法缓解的情况下，促红细胞生成素（EPO）的治疗可部分纠正 ACD。

【定义和病因】

慢性病贫血是指伴发于慢性感染、炎症及一些肿瘤的轻至中度的贫血，常常表现为正细胞、正色素贫血，但有时也可表现为轻度低色素、小细胞贫血，血清铁浓度降低，总铁结合力及转铁蛋白水平正常或降低，铁蛋白水平常常升高以及红细胞生成减少。由于其病理生理过程主要是炎症介导，目前更多地称之为炎症性贫血（AI）。

早在19世纪初期，有学者发现结核病患者常常伴面色苍白，这是有关慢性感染与贫血关系的最早报道，甚至早于血细胞数目的测定。后来红细胞数量的测定证实了炎症与贫血的相关性，并提出"感染性贫血"这一名称。随后发现除感染性疾病外，一些结缔组织病及恶性肿瘤也可合并类似的贫血，因此提出"慢性病贫血"（ACD）的名称。ACD被广泛采纳并沿用至今。

因全球范围内感染和慢性炎性疾病的高发以及发达国家恶性肿瘤的高发，使ACD的发病率列贫血的第2位，仅次于缺铁性贫血。ACD是住院患者中最常见的贫血类型。ACD一般都有基础疾病，包括慢性感染（肺脓肿、结核、肺炎、亚急性细菌性心内膜炎、盆腔感染、骨髓炎、慢性泌尿系感染、慢性真菌感染、脑膜炎、获得性免疫缺陷综合征等）；慢性炎症性疾病（类风湿关节炎、风湿热、系统性红斑狼疮、严重创伤、烧伤、血管炎、无菌性脓肿等）；肿瘤（各种癌症，霍奇金淋巴瘤、非霍奇金淋巴瘤、白血病、多发性骨髓瘤等）；其他（酒精性肝病、充血性心力衰竭、栓塞性静脉炎、缺血性心肌病）。

【发病机制】

ACD的发病机制目前并不完全清楚。在慢性疾病过程中，ACD主要引起机体红细胞生成障碍，不能补偿机体对红细胞的需求。但这种障碍只是轻度的，所以导致的贫血也只是轻到中度。核心的问题是，什么因素导致红细胞生成障碍，铁又是如何被扣留在巨噬细胞和肝细胞中，不能被充分利用。

（一）EPO分泌相对不足及作用钝化

机体针对贫血、组织氧合功能降低的正常反应是代偿性EPO升高及造血增加，一般EPO升高（log）及贫血程度（线性）呈半log相关性。而类风湿关节炎（RA）合并ACD患者的血清EPO水平升高，但是低于IDA患者。血液系统肿瘤及实体瘤合并贫血的研究结果与之类似，提示ACD患者骨髓反应性代偿不足的一个可能原因就是EPO生成相对不足。支持这一假说的实验有：体外实验发现IL-1、TNF-α通过产生氧自由基而下调转录因子GATA-1（EPO启动子），直接抑制EPO表达。小鼠注射脂多糖（LPS）或IL-1β后肾脏EPOmRNA产生减少、循环

EPO 水平降低，也证实了细胞因子对 EPO 生成的抑制。

但并非所有患者都有 EPO 不足，并且 EPO 减少并不是 AI 主要的机制。如果是，则小剂量的 EPO 治疗即可逆转贫血，然而这并不符合临床治疗的情况，提示体内可能存在红系前体细胞对 EPO 刺激反应不足。处于慢性炎症状态的肾病血清(快速反应蛋白 CRP 高于 20mg/L)所需的 EPO 剂量较单纯肾病未处于炎症状态的患者升高了 80%，另一项研究表明 CRP＞50mg/L 的患者尽管增加了 EPO 治疗剂量，但贫血仍较 CRP＜50mg/L 的患者更低，支持炎症导致 EPO 的相对抵抗。其他临床研究也发现红系前体细胞对 EPO 的反应与潜在疾病的严重程度及循环细胞因子水平呈负相关，与前炎症因子抑制红系前体细胞增殖、下调 EPO 受体及受体后信号传导有关。

(二)红细胞破坏及寿命缩短

一些研究发现慢性疾病患者的红细胞寿命缩短了 20%～30%。有学者发现将 ACD 患者的红细胞输注到正常人体内，红细胞寿命是正常的，但正常红细胞输注到 ACD 患者体内则红细胞寿命缩短，提示是由于细胞外因素导致了红细胞破坏增多。ACD 中大量细胞因子进一步激活了巨噬细胞的吞噬功能以及脾脏的滤过功能，导致对轻微受损的红细胞破坏增加，这一发现与 ACD 外周血中以年轻的红细胞为主也相符合。还有一些其他的因素如细菌毒素、体温升高、宿主来源的抗体或补体介导了红细胞破坏。

(三)铁代谢异常及铁限制性红细胞生成

1.hepcidin 的作用　ACD 发病机理研究中，里程碑式的标志是铁代谢研究的进展。即 ACD 患者网状内皮系统细胞摄取铁增多并引起细胞内铁蓄积，导致循环铁转移入网状内皮系统，继而红系前体细胞可利用的铁减少，引起铁限制性造血。铁代谢调节参与 ACD 的机制一直不清楚。直至 2000 年，小分子肽段铁调节蛋白 hepcidin 的发现将炎症因子与铁代谢有机联系起来。hepcidin 是肝脏分泌的抗感染急性相蛋白及铁调节蛋白，是 ACD 中铁代谢通路的中心环节。进一步研究发现 hepcidin 通过增加巨噬细胞及肝细胞表面二价金属转运蛋白(DMT-1)以增加铁转运入细胞，同时减少巨噬细胞及肠上皮细胞表面的 ferroportin 致铁输出减少，从而引起血清铁下降。贫血、缺氧时 hepcidin 下调，在炎症免疫反应中 hepcidin 升高。

2.IL-6、hepcidin 以及低铁血症　ACD 中多种细胞因子可诱导 hepcidin 升高，近期研究发现 IL-6 是影响 hepcidin 最重要的因素。IL-6 基因敲除的小鼠中，在用矿物油处理的炎症过程中未出现 hepcidin 升高及低铁血症。体外培养的肝细胞中 IL-6 可有效诱导 hepcidin 产生，而 IL-1 或 TNF-α 并不参与这一反应。在健康受试者中输注 IL-6 后数小时内诱导 hepcidin 产生并导致低铁血症。IL-6-hepcidin 轴在炎症相关性低铁血症中起重要作用。

3.巨噬细胞及肝细胞铁释放减少 血清铁浓度依赖于巨噬细胞及肝细胞的铁释放，稳定状态下机体每日约 20～25mg 铁进入血浆，几乎均来自巨噬细胞内的衰老红细胞铁再循环以及肝细胞的铁储备，仅 1～2mg 铁来源于饮食。与转铁蛋白结合的铁仅 2～4mg，但是所有铁代谢过程均需通过这个形式，因此转铁蛋白池的铁在数小时内就更替一次。缺乏 hepcidin 或 hepcidin 过表达的转基因小鼠中发现 hepcidin 是铁释放的抑制因子，可同时抑制肠道铁吸收。炎症状态下，IL-6 诱导 hepcidin 生成，随之 hepcidin 抑制铁释放导致血清铁降低，hepcidin 与细胞膜的 ferroportin 分子结合，并且诱导其内化及降解，后者是铁释放的唯一输出方式。hepcidin 浓度更高，ferroportin 浓度则更低，肠细胞、巨噬细胞及肝细胞中铁输出就更少。

4.肠道铁吸收减少 长时间的 ACD 患者中红细胞可呈小细胞低色素，部分原因是铁储备逐渐降低导致缺铁、铁限制性造血。肠道铁吸收在炎症状态下被抑制，可能是 IL-6 及 hepcidin 介导的。正常人体内储存铁有 400～1000mg，每日造血需要的铁仅 1～2mg 来源于饮食。真正的铁缺乏可能会最终在慢性疾病中出现，尤其在铁储备有限而 IL-6 水平非常高的儿童患者，例如全身型幼年类风湿关节炎。这部分患者 EPO 相应升高，但是对口服铁补充治疗无反应，而肠外补铁可纠正部分贫血。

（四）红系前体细胞增殖受损

ACD 患者的红系前体细胞（爆式红系形成单位 BFU-E 及红系集落形成单位 CFU-E）增殖及分化受损，与细胞因子如干扰素-α（IFN-α）、IFN-β、IFN-γ、TNF-α 及 IL-1 有关。这些细胞因子影响 BFU-E 及 CFU-E 的生长，其中 IFN-γ 是最强的抑制因子，与血红蛋白浓度及网织红细胞数量的负相关性最强。潜在的机制可能涉及细胞因子介导的细胞凋亡，至少部分与神经酰胺的形成有关，后者下调祖细胞表面 EPO 受体（EPOR）的表达，降低 EPO 的产生及活性，并减少其他造血细胞因子（如干细胞生长因子 SCF）减少。另外细胞因子诱导巨噬细胞样细胞产生不稳定的自由基（如 NO）或过氧化物阴离子可对红系祖细胞产生直接毒性。

总之，ACD 的发病涉及多个方面，基础疾病可通过一系列细胞因子影响肝脏铁调节蛋白 hepcidin 的合成，阻止铁从巨噬细胞和肝细胞的释放，从而造成红细胞生成障碍；红系造血前体细胞的增殖受损；红细胞生成素（EPO）产生减少/反应钝化以及红细胞寿命缩短。各种因素相互影响，最终导致贫血。

【实验室检查、诊断与鉴别诊断】

ACD 患者伴随的轻至中度贫血症状常常被原发疾病的临床表现所覆盖。而且血红蛋白浓度 7～11g/dl间可不出现相关症状。但处于严重呼吸功能不全、发热及衰弱的患者中贫血导致的携氧能力下降常常加重前期症状。常规查体难以发现相关体征，因此诊断需依赖实验室检查。

（一）实验室检查

1.红细胞及网织红细胞　ACD 通常表现为轻至中度（血红蛋白浓度 70～110g/L）的正色素、正细胞性贫血，当疾病加重或者病程延长时可演变成小细胞低色素型贫血。网织红细胞绝对计数通常正常或者轻度升高。

2.铁相关指标　血清铁及总铁结合力降低、铁蛋白升高是 ACD 特征性表现。总铁结合力常常反映出转铁蛋白水平，转铁蛋白水平半衰期 8～12d，变化较血清铁缓慢，在 ACD 中可正常或轻度降低。

血清铁蛋白水平反映铁储备，在 ACD 中升高，在缺铁性贫血（IDA）中降低，对鉴别两种疾病很有帮助。铁蛋白在炎症刺激后也升高，且长时间 ACD 患者可出现铁储备下降，合并 IDA。ACD 中如果铁蛋白浓度＜60μg/L 被认为合并 IDA。

可溶性转铁蛋白受体是转铁蛋白膜受体片断的分解产物，当铁供给减少时升高（IDA），而在 ACD 中因为合并炎症因子的负调节作用则正常或减少。可溶性转铁蛋白受体与铁蛋白对数值（log 铁蛋白）的比值对鉴别 ACD、IDA 及二者合并较铁蛋白鉴别的价值更大，小于 1 提示 ACD，大于 2 提示存在 IDA。

3.骨髓铁染色　骨髓穿刺或者活检对诊断 ACD 很有帮助，但很少作为常规检查手段。总的来说，除相关原发病骨髓受累外，骨髓细胞形态学多正常。而铁染色的铁分布对鉴别 IDA 则有帮助。IDA 中铁粒幼细胞及巨噬细胞内均缺铁，而 ACD 中铁粒幼细胞数量减少，但巨噬细胞内铁粒增多。尽管铁染色可作为鉴别 ACD 及 IDA 的金标准，但临床上因铁蛋白测定的便利性，骨髓穿刺属有创检查，这使铁染色很少作为常规检查手段。

4.EPO 测定　ACD 需根据贫血的严重程度来决定是否测量 EPO 浓度。血红蛋白水平在 100g/L 以下才需要监测 EPO 水平，因为在此之上 EPO 有一定的代偿范围。EPO 水平可作为 ACD 治疗疗效的参考标准，有学者通过测量肿瘤非化疗患者接受 EPO 治疗 2 周后的 EPO 及铁蛋白浓度，提出如分别高于 100U/L 及 400ng/mL 则提示对 EPO 治疗无反应，但这一结果对化疗的患者不适用。

5.hepcidin 测定　自 2000 年分别从尿液及血透置换液中发现 hepcidin 起，很多中心开始测量血液或尿液中的 hepcidin 含量。尿 hepcidin 含量在 ACD 中明显高于正常人或 IDA 患者，可有效将二者鉴别。血清 hepcidin 浓度对二者鉴别意义不大，可能与 hepcidin 快速清除、血液浓度不稳定有关。肾功能不全的患者中血 hepcidin 前体浓度与 ACD 相关。尽管目前 hepcidin 测量尚未应用于常规诊断，但其有广泛的应用价值。

（二）诊断与鉴别诊断

1.诊断　根据患者基础疾病、贫血及相关铁代谢指标检查，可诊断 ACD。国内制定的 ACD 诊断依据如下。

（1）临床表现：①轻至中度贫血；②常常伴随慢性感染、炎症或肿瘤。

（2）实验室检查：①多为正细胞正色素性贫血，30%～50%可为小细胞低色素性贫血，但 MCV 很少＜72fl；②网织红细胞正常；③骨髓铁染色提示铁粒幼细胞减少，巨噬细胞内铁粒增多；④红细胞游离原卟啉增多；⑤血清铁及总铁结合力均降低，转铁蛋白饱和度正常或稍低，通常为 16%～30%；⑥血清铁蛋白升高。

诊断 ACD 时需先排除这些慢性疾病合并的失血、溶血及药物导致的骨髓抑制等因素。

2.鉴别诊断

（1）在感染、炎症及肿瘤患者中，药物可导致骨髓抑制，或者诱发溶血性贫血。当骨髓被细胞毒药物抑制或者产生非特异性毒性反应时，血清铁升高，网织红细胞计数降低。溶血性贫血时网织红细胞、结合珠蛋白、胆红素及 LDH 升高。

（2）慢性失血导致铁储备丢失、血清铁降低、铁蛋白降低但转铁蛋白升高。尽管 ACD 铁蛋白多升高，但合并慢性失血时铁蛋白可降低，需积极发现出血部位，例如是否静脉抽血过多（医源性）或月经失血等。多次检查大便潜血以除外消化道出血。当发现出血部位时口服或者静脉补铁治疗有效，可证实为 ACD 合并 IDA。

（3）肾功能不全导致的 EPO 缺乏性贫血。尿毒症患者中血清铁水平正常或升高，但同时血肌酐也升高可明确诊断。肾功能衰竭导致的炎症状态可合并出现 ACD 并对 EPO 治疗抵抗，炎症状态时 ESR 及 CRP 升高。

（4）内分泌异常包括甲状腺功能低减、甲状腺功能亢进、睾丸功能衰竭或者糖尿病，可导致慢性正细胞、正色素性贫血。不同于 ACD 或者 IDA，内分泌异常患者中血清铁可正常。

（5）骨髓中肿瘤细胞浸润导致的贫血。贫血可在恶性肿瘤，尤其在恶性淋巴瘤病情进展中出现，并可有血清铁正常或升高。骨髓受累时血涂片通常发现异常红细胞、泪滴状红细胞、幼红细胞以及不成熟髓系细胞，骨髓涂片可确定诊断。但骨髓受累时多伴随有 ACD。

(6)轻微的地中海贫血。是某些地区贫血常见的原因,可与 ACD 相混淆。地中海贫血时小红细胞数目增多且持续终身,且贫血严重程度常常超过 ACD。

(7)稀释性贫血。妊娠以及严重血浆蛋白增多(如高球蛋白血症、多发性骨髓瘤等)可出现稀释性贫血。

【治疗】

(一)治疗的合理性

ACD 需要治疗的条件有两个:首先,贫血对机体造成伤害,需要心脏代偿性提高心排出量以维持组织氧供;第二,贫血是一些疾病的不良预后指标。ACD 中,中度贫血是需要治疗的,尤其是 65 岁以上、合并单个或多个危险因素(如冠心病、肺病及慢性肾病)的患者。贫血纠正后输血减少、血红蛋白升高,患者的生活质量可相应提高。

在肿瘤、慢性肾病及充血性心衰患者中贫血是预后相对不佳的指标。一项 10 万名透析患者的回顾性分析中,血红蛋白低于 80g/L 组较 100～110g/L 组死亡 OR 值升高 1 倍;在 HCT 先小于 30%、后逐渐发展超过 30%组与开始即 HCT＞30%组的 OR 值相当。但是,不是贫血被完全纠正的患者预后最好,而是 HCT 33%～36%组的透析患者死亡风险最低。这一证据随后被慢性肾病及肿瘤患者采纳,推荐 HGB 水平控制在 110～120g/L 为合适的范围。

(二)治疗选择

ACD 首先需要治疗基础疾病,例如类风湿关节炎患者采用抗 TNF-α 受体。同时需去除引起贫血的其他因素,例如消化道出血、营养性贫血、溶血性贫血以及药物不良反应等。如果原发病无法根治而贫血症状明显时需采取相应治疗手段。

1.输血　输血是一种快速有效改善贫血且被广泛采用的方法,对严重贫血或危及生命的贫血,尤其是伴有出血的患者很有帮助。输血可改善心肌梗死合并贫血患者的存活率,但输血本身可增加 ICU 患者多器官衰竭的发生率及死亡率。输血是否可调节免疫系统导致临床不良反应尚不清楚,但肿瘤或慢性肾病合并 ACD 的患者并不推荐长期输血,因为容易合并铁过载及肾移植前患者对 HLA 抗原致敏。

2.补铁治疗　口服铁剂吸收不良、铁利用率低,而直接补充的铁仅一部分参与造血,更多的铁被网状内皮系统储存。ACD 患者是否补铁治疗是有争议的,因为铁是微生物增殖必需的营养,微生物及肿瘤细胞所需铁被限制在 RES 中本身是机体的一种保护机制。在一项透析并接受铁剂治疗患者细菌感染风险的研究中,发现当转铁蛋白饱和度＞20%以及铁蛋白＞100ng/mL 时,感染细菌的风险明显升高，可能与铁抑制细胞免疫反应及下调 IFN-γ 相关。另外在长期免疫激活背景下的患者采用铁剂治疗，可激活高度毒性的羟自由基引起组织损伤及血管内皮功能异常，增加了急性冠脉事件的风险。

另一方面，铁剂治疗可带来益处，可抑制 TNF-α 形成，减少类风湿关节炎和终末期肾功能衰竭患者的疾病进展，炎性肠病合并贫血的患者在胃肠道外补铁治疗后可增加血红蛋白水平。ACD 合并绝对的铁缺乏应该采用补铁治疗，EPO 治疗后功能性铁缺乏时也应该考虑补铁治疗，因为这部分患者血红蛋白升高的获益大于感染的风险。但目前 ACD 中铁蛋白超过 100ng/mL 则不推荐铁剂治疗。在接受化疗的肿瘤患者及透析患者中已证实胃肠外补铁可提高 EPO 治疗疗效。

3.EPO　EPO 可下调 hepcidin 水平，促进造血，有效改善 ACD。同时 EPO 的其他生物学效应，如抗炎、增加 T 细胞免疫反应，对某些基础疾病有好处，联合 EPO 及铁治疗不仅纠正贫血还可使疾病活动程度减轻。目前已在正在接受化疗的肿瘤患者、慢性肾病及 HIV 感染接受治疗的患者中证实，EPO 有纠正 ACD 的疗效。EPO 的反应率在骨髓增生异常综合征和多发性骨髓瘤、类风湿关节炎及慢性肾病分别为 25％、80％及 95％，治疗作用包括逆转细胞因子的抗增殖、刺激铁吸收及促进红系前体细胞中血红素的合成等。对治疗无反应的原因可能是前炎症细胞因子水平高或同时铁供给不足。

但是，在一些实体瘤包括乳腺癌、卵巢癌、前列腺癌、肝癌和肾癌细胞及髓细胞中发现了 EPOR，尤其是 90％乳腺癌细胞表达高水平的 EPOR。一部分体外实验发现，肿瘤细胞接受 EPO 刺激后可表现为增殖反应。另外，EPO-EPOR 可能诱导新生血管形成，因为裸鼠移植瘤中加入抑制 EPOR 信号传导的药物后新生血管被抑制、移植瘤细胞被破坏。在 EPO 治疗乳腺癌转移合并贫血患者的研究中，因治疗组死亡率有增加而被终止。随后，一项双盲、前瞻性研究对患颈部鳞癌接受局部放疗的患者予以 EPO 治疗以维持 HGB＞130g/L（女）及 140g/L（男），结果提示 EPO 治疗组肿瘤复发率高于安慰剂组，同时也发现肿瘤患者使用 EPO 后出现血栓的风险较前增高。

美国血液学协会推荐的肿瘤患者 EPO 治疗指南，提出 EPO 治疗的适应证为：

（1）HGB＜100g/L，使用目的是减少输血次数，100～120g/L 的患者应酌情考虑。

（2）实体瘤/非髓系血液肿瘤需联合使用化疗，治疗目标为 HGB 纠正至 120g/L。FDA 批准的重组人 EPO 以及衍生物治疗是局限于接受化疗的、HGB 在 10g/dL 以下的（需要输血的）以及无法治愈的肿瘤患者中。

国外推荐的 EPO 剂量为:EPO 150U/kg 体重,每周 3 次或者 40000U 每周 1 次,EPO 一般至少使用 4 周。4～8 周时如 HGB 升高不足 10g/L 可酌情将 EPO 加至 300U/kg 体重。同时应评估是否存在缺铁,可酌情考虑补铁治疗。如治疗 6～8 周HGB 升高不足 10～20g/L,则可认为治疗无反应。认为治疗无效的患者应停用。如 HGB 水平升至 120g/L 后需减量 25%～40%并维持 EPO 使用,以保持 HGB 在 100～120g/L 水平。

目前 ACD 治疗中仍有许多问题尚未解决,如 EPO 合用铁剂的有效率及对预后影响如何?外源性铁剂如何更好地被红细胞利用?感染同时补充铁剂的疗效及风险如何?

随着 ACD 机制的研究越来越清晰,一些新的治疗策略将会成为可能,如铁螯合剂治疗以增加内源性 EPO 水平,hepcidin 的拮抗剂以阻断 RES 铁储留,能在炎症状态下有效刺激造血的药物等。

第四节　再生障碍性贫血

再生障碍性贫血(AA)即再障,是多种病因引起的以造血干细胞数量减少或质的缺陷为主所导致的造血障碍。表现为红骨髓总容量减少,代之以脂肪髓,骨髓中无恶性细胞浸润,临床以全血细胞减少为主要表现的一组综合征。几乎半数发生在 30 岁之前,西方年发病率 2/100 万人口,亚洲是其 2～3 倍。

【病因】

大多数获得性再障是免疫介导的造血破坏的结果,约 10%的病例存在编码端粒酶成分 TERC 或 TERT 基因突变。目前认为继发性再障可能和以下因素有关:

1.药物　一种和药物剂量有关,是药物的不良反应,引起的骨髓抑制是可逆的,如各种抗肿瘤药物,甲氨蝶呤、白消安、雌激素等。还有一种是药物的特异性反应,与剂量无关,常见的有氯霉素、砷、金制剂等。

2.病毒感染　如肝炎病毒、微小病毒 B19 等。

3.辐射　长期接触 X 线、放射性核素等。

4.化学毒物　抗肿瘤药物、苯以及其代谢产物、酚类,杀虫剂、农药均可抑制骨髓。

5.免疫因素　再障可继发于胸腺瘤、系统性红斑狼疮和类风湿关节炎等,患者血清中可找到抑制造血干细胞的抗体。

【发病机制】

1.造血干细胞减少或缺陷　许多再障患者用正常人造血干细胞成功地骨髓移植显示出干细胞异常或缺陷是其发病的原因之一。骨髓 $CD34^{+}$ 细胞较正常人明显减少，体外长期培养再障的骨髓细胞呈现出造血不良表现。长期培养 AA 的启动细胞（LTC-IC）明显减少或缺乏，CFU-GM、CFU-E 形成能力较正常显著降低。

2.T 细胞功能异常亢进　细胞毒性 T 细胞直接杀伤和淋巴因子介导的造血干细胞过度凋亡引起骨髓衰竭是再障的主要发病机制。

（1）再障存在天然免疫紊乱。再障骨髓 $CD4^{+}$ T 细胞上 TOLL 样受体（TLR）上调，$CD8^{+}$ T 细胞上杀伤细胞免疫球蛋白样受体（KIR）上调。TLR 活化后触发细胞因子的释放，诱导 T 或 B 细胞免疫中共刺激因子的生成，TLR 活化后可诱发 Th1 型 T 细胞免疫亢进。

（2）特异性免疫紊乱。免疫抑制治疗如抗淋巴细胞球蛋白/抗胸腺细胞球蛋白（ALG/ATG）联合环孢霉素 A（CsA）治疗再障的良好临床疗效证实了本病发生的异常免疫损伤理论。介导异常免疫的 T 淋巴细胞分泌可溶性的造血负调控因子 IFN-γ，激活 Th1 型细胞进一步分泌 IFN-γ、IL-2、TNF-α 等细胞因子，这些造血负调控因子通过诱导造血干细胞表面 Fax 表达增高，在促凋亡因子的协同作用下通过 Fas/FasL 途径导致造血干细胞凋亡；IFN-γ 在再障病理生理过程中发挥关键性的作用；$CD8^{+}$ T 细胞内 IFN-γ 水平的变化与免疫抑制治疗的疗效相关，并为再障复发的可靠预测指标之一。

（3）调节性 T 细胞缺陷。调节性 T 细胞（Tregs）是以细胞表面表达 CD4 和 CD25，细胞内表达转录因子 FOXP3 为特征，通过抑制自身反应性 T 细胞而抑制自身免疫的发生和发展。转录因子 NFAT1 与 FOXP3 启动子结合后诱导其表达。再障患者均有 Tregs 的降低，FOXP3 蛋白和 mRNA 水平也明显降低，NFAT1 蛋白水平低至测不出。$CD4^{+}CD25^{+}$ Treg 细胞在诱导和维持自身免疫耐受性和阻止自身免疫中起着重要作用。Tregs 能够抑制和调节 $CD4^{+}$ 和 $CD8^{+}$ T 细胞的活化和增殖，起到负调节作用。有研究发现再障患者的 Tregs 细胞数量明显减少，Treg 细胞缺乏与自身免疫性骨髓衰竭明显有关。再障治疗后获缓解者，其 Tregs 的输注可改善淋巴细胞输注诱发的全血细胞减少。T 细胞内的 mTOR/S6 信号转导途径活化可能参与难治/复发再障的发病。

（4）T-bet 表达增加。T-bet 选择性地表达于 Th1 细胞，T-bet 在再障中表达上调，T-bet 蛋白与 IFN-γ 启动子区结合，是 IFN-γ 基因强有力的转录激活剂，诱导 IFN-γ 的产生，在 Th1 细胞的分化中起决定性作用。T-bet 还能将分化中的效应性

Th2 和已完全分化的 Th2 细胞逆转为 Th1，产生大量的 IFN-γ，抑制 Th2 型细胞因子（如 IL-4、IL-5 等）的产生。

（5）B 细胞功能紊乱。再障主要与 T 细胞功能紊乱有关，但同样也发现了自身抗体。Hirano 等发现 39%的再障患者存在抗 kinectin 抗体，正常人及其他自身免疫性疾病中未检出该抗体，可能该抗体为再障所特有。Feng 等发现抗地西泮结合相关蛋白 1（DRS-1）抗体与再障免疫机制关联，携带 DRS-1 抗体的再障患者对 IST 治疗效果较好，在 PNH^+ 的再障患者中 DRS-1 抗体检出率为 38%。约 37%的再障患者可检测到抗膜突蛋白抗体，该抗体可影响造血细胞的功能和活力。有研究认为，抗膜突蛋白抗体、PNH 克隆和抗 DRS-1 三种指标的联合检测对评估再障的免疫发病机制有帮助。

3.造血微环境支持功能缺陷　造血微环境包括基质细胞及其分泌的细胞因子，起支持造血细胞增殖及促进各种细胞生长发育的作用。已发现再障骨髓成纤维细胞集落形成单位（CFU-F）和基质细胞产生的集落刺激活性（CSA）降低。中国医学科学院血液学研究所观察到再障骨髓基质细胞萎缩、脂肪化、静脉窦壁水肿、出血、毛细血管坏死、CFU-F 减少，急性再障较慢性再障损伤更严重。多数体外试验表明，再障骨髓基质细胞生成造血生长因子（HGF）并无异常，再障患者血及尿中红细胞生成素（EPO）、粒-巨噬细胞集落刺激因子（GM-CSF）、粒细胞集落刺激因子（G-CSF）水平增高；但再障患者 IL-1 生成减少。有研究证实再障患者造血干/祖细胞，尤其是 BFU-E 对 EPO、EPO＋IL-3 及 EPO＋SCF 反应性明显低于正常对照，甚至缺乏反应性。Wodnar-Filipowicz 等检测了 32 例重型再障患者血清可溶性干细胞因子（SCF）水平，发现重型再障患者血 SCF 水平低于正常对照者，理论上 HGF 就可以治愈再障。事实上，大量临床治疗结果表明，HGF（包括 SCF）只能一过性升高患者外周血细胞水平，并不能改变疾病的自然病程。虽然造血微环境不是引起再障的始因，但可加重病情。

4.遗传因素　流行病学资料发现再障也与特定的 HLA 相关。再障患者常有 HLA-DR2 型抗原连锁倾向，儿童再障 HLA-DPW3 型抗原显著增高，患者家属中常有造血祖细胞增殖能力明显降低，并可见家庭再障。HLA-DR2 高表达的再障患者对 CsA 治疗有较高的敏感性。

端粒位于线性染色体的末端，由 5～15kb 的重复序列（前导链 TTAGGG，滞后链 CCCTAA）组成，维持染色体的完整性。端粒长度的维持需要端粒酶，端粒酶主要由 3 种组分构成：端粒酶 RNA 组分（TERC）、逆转录酶组分（TERT）、端粒酶相关蛋白（TP）。约 1/3 获得性再障存在端粒 DNA 长度的缩短，并推测因端粒酶活性降低所致。约10%再障患者发现端粒酶基因突变,主要为TERC或TERT基因突变。TERC基因突变主要集中于它的假结节区、CR4-CR5区,突变可能通过影响TERC与TERT分子之间的结合而降低端粒酶活性。TERT分子各结构域内均检测到再障发病相关突变基因;如位于逆转录酶区的突变Y772C(第772位半胱氨酸取代酪氨酸)、位于C端结构域的突变V1090m(蛋氨酸取代缬氨酸)等。如1例男性26岁再障患者,发现TERT分子N端结构域突变K570N(天冬酰胺取代赖氨酸),其外周血粒细胞端粒DNA长度3.8kb(同龄正常人群8.6kb),淋巴细胞端粒DNA长度3.1kb(正常人群7.5kb),体外转染K570N突变的重组细胞端粒酶活性明显降低,仅为野生型细胞的1%。TERT突变基因携带者体内造血细胞数量较没有基因突变者显著减少。端粒重复结合因子1(TRF1)与端粒DNA结合,抑制端粒与端粒酶结合时端粒酶末端弯曲成襻,Savage等发现TRF1内含子9第36192位核苷酸胸腺嘧啶取代胞嘧啶所引起的突变可能是再障发病的危险因素。在一个183例免疫抑制剂治疗的临床观察中,端粒较短者再障复发的可能性更高,发生AML的风险增加,骨髓细胞染色体不稳定性增加。

【临床表现】

1.重型再障(SAA) 起病急,贫血进展迅速,多伴随严重出血和感染。常表现为多部位出血,如皮肤、黏膜、消化道、眼底以及颅内出血等。感染不易控制,高热以及中毒症状多是肺炎、全身严重感染的表现。

2.非重型再障(NSAA) 起病较缓慢,进行性乏力,或血小板减少引起皮肤出血点、紫癜、鼻出血、月经过多,或因白细胞减少引起感冒、呼吸道感染。进行性加重的贫血是其主要特征。

3.体检 皮肤黏膜苍白,皮肤、黏膜、结膜和眼底可见瘀点或瘀斑。浅表淋巴结和肝、脾一般无肿大。疾病晚期、多次输血或严重感染、肝炎后再障患者可偶有脾脏肿大。

【实验室检查】

初诊再障患者需要完善的实验室检测指标如表1-1所示。

表1-1 再障诊断应进行的检测指标

①	全血细胞计数、网织红细胞计数、血涂片检查
②	胎儿血红蛋白(HbF)测定
③	骨髓穿刺及活检是必需的检查
④	肝功能及病原学检查(抗HAV、HBsAg、抗HCV、EBV、CMV、HIV)

续表

⑤	血叶酸、维生素 B_{12} 水平
⑥	外周血流式细胞免疫分型,检测 CD55、CD59,了解是否有 PNH 克隆;进行尿含铁血黄素检测,明确有无血管内溶血
⑦	自身抗体筛选(抗核抗体、抗 dsDNA 抗体)
⑧	胸部 CT 或 X 片可以排除肺部感染,并且可留着作对照
⑨	腹部超声,了解肝、脾、淋巴结有无肿大,较为年轻的患者中肾脏异常提示可能为 Fanconi's 贫血
⑩	细胞遗传学检查(FISH 方法),特别注意 5 号、7 号染色体有无异常
⑪	遗传性疾病的筛选:外周血淋巴细胞检测是否存在染色体断裂,以排除 Fanconi's 贫血
⑫	对于具备先天性角化不良症状以及对免疫治疗不敏感者进行外周血端粒酶 DNA 长度及融合基因检测(DKC1,TERC,TERT)

1.全血细胞计数、网织红细胞计数、血涂片以及胎儿血红蛋白　外周血象通常为全血细胞减少,非重型再障早期可呈两系减少,中性粒细胞绝对值计数降低。校正的网织红细胞计数明显减低<1%;网织红细胞绝对值<15×10^9/L。进行血涂片检测有助于发现中性粒细胞发育不良、异常的血小板、幼稚细胞以及其他异常的细胞,如毛细胞(见于毛细胞性白血病),单核细胞缺乏可能提示毛细胞性白血病。对于儿童患者,在输血前应进行胎儿血红蛋白检测,以和儿童 MDS 鉴别。

2.骨髓检查　骨髓象增生减低或重度减低,粒、红两系均严重减少,淋巴细胞、浆细胞、组织嗜碱细胞、网状细胞等非造血细胞增多。巨核细胞缺乏是诊断再障重要的依据。

3.肝功能及病毒检测　肝炎后再障患者通常发生于急性肝炎感染 2～3 个月后,患者多为年轻男性。需检测血液中甲、乙、丙肝炎抗体以及 EB 病毒。如果考虑移植,还需要进行巨细胞病毒以及其他的病毒血清学检测。微小病毒 B19 引起纯红细胞再障。HIV 病毒引起全血细胞减少。因此推荐在再障确诊前,需排除全血细胞减少的原因。

4.维生素 B_{12} 和叶酸水平　检测血维生素 B_{12} 和叶酸水平以排除巨幼细胞性贫血。如果维生素 B_{12} 或叶酸缺乏,需先进行纠正,之后才可进行再障诊断。

5.自身抗体检测　系统性红斑狼疮同时伴随全血细胞减少,可能原因是:①自身免疫抗体引起;②伴随骨髓纤维化;③低增生骨髓。因此,需要对所有再障患者进行抗核抗体及抗 dsDNA 检测。

6.PNH 克隆 目前，已经不再采用 Ham's test 和糖水溶解试验的检测方法诊断 PNH，而是用流式细胞术测定 GPI 锚定蛋白 CD55、CD59 水平。在近期输血的患者中，Ham's test 多为阴性而流式细胞术则可以得到阳性结果。然而小 PNH 克隆在再障中的临床意义目前尚不肯定，这些克隆可能持续存在、消失或增加。尿含铁血黄素检测将可以排除血管内溶血。PNH 相关性溶血程度应通过网织红细胞计数、血清胆红素、转氨酶和乳酸脱氢酶定量来判断。

7.细胞遗传学检查 再障患者因为骨髓的低增生性，难以获得足够的中期分裂象细胞，进行骨髓的细胞遗传学检查具有一定难度。FISH 技术的开展对检测再障患者的染色体具有重要的意义。不仅是 MDS 患者可能出现异常克隆，12%的再障患者也可能伴随着细胞的克隆异常。这些异常多发生在 7 号染色体。

8.其他 在诊断再障时，检测外周血白细胞端粒 DNA 长度来判断预后，检测 TERC 和 TERT 相关突变基因，协助选择治疗方案。如携带上述突变基因者对免疫抑制剂治疗均无明显疗效，突变携带者对雄激素治疗有效，G305A 突变携带者对达那唑治疗有效，携带 G450A 多态性基因对 IST 疗效好。选择合适的干细胞移植供者时，必须考虑供者的端粒突变。

【诊断和鉴别诊断】

（一）诊断

1.一般标准

（1）全血细胞减少，网织红细胞绝对值减少。

（2）一般无肝脾肿大。

（3）骨髓至少一个部位增生减低或重度减低（如增生活跃，须有巨核细胞明显减少），骨髓小粒非造血细胞增多，骨髓活检提示造血组织减少，脂肪组织增加。

（4）除外引起全血细胞减少的其他疾病。

（5）抗贫血药物治疗无效。

2.重型再障的诊断标准

（1）临床表现：发病急，贫血进行性加剧，常伴随严重感染、内脏出血。

（2）血象：除血红蛋白下降较快外，须具备下列三项中的两项：①网织红细胞＜1%，绝对值＜15×10^9/L。②白细胞明显减少，中性粒细胞绝对值＜0.5×10^9/L。③血小板＜20×10^9/L。

（3）骨髓象：①多部位增生减低，三系造血细胞明显减少，非造血细胞增多。如增生活跃，有淋巴细胞增多。②骨髓小粒中非造血细胞及脂肪细胞增多。

3.非重型再障的诊断标准

(1)临床表现:发病缓慢,以贫血表现为主,感染、出血均较轻。

(2)血象:血红蛋白下降速度较慢,网织红细胞、白细胞、中性粒细胞及血小板高于重型再障。

(3)骨髓象:①三系或两系减少,至少一个部位增生不良,如增生良好,红系中常有晚幼红细胞比例升高,巨核细胞明显减少。②骨髓小粒中非造血细胞及脂肪细胞增加。

4.诊断流程

(1)明确临床特征。

(2)排除骨髓低增生所导致的可能造成全血细胞减少的诱因。

(3)排除遗传性再障。

(4)明确潜在的再障诱因。

(5)明确或排除伴随的遗传学异常或 PNH 克隆。

(二)鉴别诊断

1.贫血 严重的铁缺乏、维生素 B_{12} 和叶酸不足,亦可引起全血细胞减少。若存在铁、维生素 B_{12} 和叶酸缺乏,须纠正之后再评价造血功能。

2.溶血性疾病 最主要的是阵发性睡眠性血红蛋白尿症(PNH),典型 PNH 有血红蛋白尿发作,易鉴别。不典型者无血红蛋白尿发作,全血细胞减少,骨髓可增生减低,易误诊为再障。但该病主要特点是:动态随访,终能发现 PNH 造血克隆。对于受累红细胞<10%的 PNH,溶血检查常为阴性,不能检测出 PNH 克隆的存在。通过流式细胞术检测造血细胞 GPI 锚链蛋白(CD55、CD59)的表达水平是诊断 PNH 的敏感方法。目前认为 PNH 克隆是从粒细胞逐渐发展到红细胞,首先受累的是造血祖细胞;当外周血细胞尚无 GPI 锚链蛋白分子缺陷时,骨髓细胞可能已有 GPI 锚链蛋白分子缺陷,因此检测骨髓细胞比外周血细胞更有意义。部分再障患者也会出现少量 PNH 克隆,其表达水平可以保持不变、减少、消失或是增加。若这些患者有实验室或临床证据表明存在溶血,应诊断为 PNH。尿含铁血黄素试验阳性提示存在长期血管内溶血,有利于 PNH 的诊断。网织红细胞计数、间接胆红素水平、转氨酶和乳酸脱氢酶定量对于评价 PNH 的溶血也有一定作用。

其次是 Evans 综合征和免疫相关性全血细胞减少症。前者可测及外周成熟血细胞自身抗体(Coomb's 试验阳性),后者可测及骨髓未成熟血细胞膜上的自身抗体。这两类血细胞减少患者 Th2 细胞比例增高、$CD5^{+}$ 的B淋巴细胞比例增高、血清 IL-4 水平增高,对肾上腺糖皮质激素和(或)大剂量静脉输入免疫球蛋白治疗反应好。

3.免疫系统疾病 B细胞功能亢进的疾病，如系统性红斑狼疮、免疫相关性血细胞减少症，可以产生抗造血细胞的自身抗体，引发造血功能衰竭。系统性红斑狼疮还可引起骨髓纤维化，疑为系统性红斑狼疮等结缔组织病应检查抗核抗体及抗dsDNA抗体等。

4.低增生性MDS 低增生性MDS很难与再障相鉴别。但低增生性MDS周围血单核细胞往往增多，并可见幼稚细胞；骨髓两系或三系细胞呈病态造血，部分患者骨髓活检显示网硬蛋白增生及不成熟前体细胞异常定位（ALIP）现象。另外，有核红细胞糖原染色、小巨核酶标、白血病集落形成单位（CFU-L）及染色体核型细胞遗传学检查等亦有助于两者间的鉴别。因骨髓增生低下，细胞数少，难以获得足够的中期分裂象细胞，采用FISH方法可提高检出率。在儿童再障中出现遗传学异常，尤其是+7常提示为MDS。在疾病的过程中可能会出现异常细胞遗传学克隆。目前推荐的FISH套餐是5q31、CEP7、7q31、CEP8、20q、CEPY和p53。2008年WHO关于MDS诊断分型标准中认为，单有-Y，+8或20q-的难治性血细胞减少者，若无明确病态造血，不能依遗传学异常而诊断为MDS，应动态观察。对此的解释是，这些患者常常对免疫抑制治疗有较好效果。

5.低增生性ALL 低增生性ALL发病率占儿童ALL的1%～2%。有些患儿可能在骨髓衰竭后3～9个月进展为ALL，中性粒细胞减少较血小板减少更为严重。白细胞减少的低增生性ALL可呈慢性过程，早期肝、脾、淋巴结未肿大，外周血全血细胞减少，骨髓增生减低。仔细观察血象及多部位骨髓象，可发现原始淋巴细胞明显增多，骨髓活检和免疫分型及TCR、IgH检测有助于与再障的鉴别诊断。

6.低增生性AML 特别是白细胞减少的白血病和低增生性白血病，早期肝、脾、淋巴结不肿大，外周全血细胞减少，易与再障混淆。仔细观察血象及多部位骨髓，可发现原始粒或原始（幼）单核细胞明显增多。部分急性早幼粒细胞白血病、伴t(8;21)易位的NALL(M2)可有全血细胞减少，骨髓分类多可鉴别之。

7.毛细胞性白血病 毛细胞性白血病表现为全血细胞减少，伴有持续性的单核细胞减少。骨髓穿刺术可能出现“干抽”现象。骨髓活检可以见到毛细胞浸润以及网硬蛋白增加。免疫表型显示$CD20^{+}$，$CD11c^{+}$，$CD25^{+}$，$FMC7^{+}$，$CD103^{+}$，$CD5^{-}$，$CD10^{-}$和$CD23^{-}$肿瘤细胞。30%～40%患者可能出现脾肿大，毛细胞白血病患者经切脾和干扰素治疗能有较好效果。

8.肿瘤骨髓转移 晚期肿瘤（尤其胃癌、肺癌、卵巢癌）发生骨髓转移浸润，可导致造血功能降低，血象表现为全血细胞减少。骨髓穿刺和活检检查可见到转移的肿瘤细胞。部分患者可显示原发病的症状与体征，通过免疫分型、基因重排将有助于鉴别诊断。

9.脾功能亢进症　脾功能亢进症所致的血细胞过度消耗，如肝硬化、结缔组织病、恶性淋巴瘤等均可呈全血细胞减少，易与再障混淆。这类疾病脾脏均明显肿大，骨髓检查显示骨髓造血细胞增生活跃，并可发现相应的异常细胞。

10.骨髓纤维化　慢性病例常有脾肿大，表现为全血细胞减少和骨髓增生减低，骨髓常干抽。骨髓活检见到网硬蛋白增加和纤维细胞。骨髓纤维化因出现髓外造血，血涂片可以见到不成熟造血细胞。无脾肿大的骨髓纤维化继发于恶性肿瘤的可能性大。

11.先天性再障　范科尼贫血(FA)常称为先天性再障，是一种遗传性干细胞质异常性疾病。表现为一系/两系或全血细胞减少，可伴发育异常(皮肤色素沉着、骨骼畸形、器官发育不全等)，高风险发展为 MDS、AL 及其他各类肿瘤性疾病；实验室检查可发现“范可尼基因”、外周血细胞染色体受丝裂酶素 C 或 DBA 试剂作用后极易断裂。因有较大年龄的范科尼贫血病例报道，其筛查的上限年龄尚难确定。先天性角化不良可以通过典型临床特征和基因突变加以鉴别。

12.感染　肝炎后再障的肝炎病原学检查多为阴性。病毒感染，如 EBV、CMV 很少引起造血功能衰竭，但慢性活动性 EBV 感染致淋巴细胞增殖性疾病者，会发生造血功能衰竭。微小病毒 B19 可导致纯红细胞再障。分枝杆菌，尤其是非典型分枝杆菌感染会出现全血细胞减少和骨髓增生低下。骨髓检查还可发现肉芽肿、纤维化、骨髓坏死等。嗜酸性坏死常见于非典型结核杆菌感染。疑为结核者，应送骨髓液行分枝杆菌培养。

【治疗】

(一)支持治疗

1.成分输血　输注红细胞、血小板可以一定程度上缓解患者症状。但是多次输注容易诱发产生抗血小板抗体，同时增加造血干细胞移植后的排斥反应，故再障患者需要输血应输注经过照射及 CMV 阴性的血制品。严重贫血尽可能输注洗涤红细胞或去白细胞的浓缩红细胞，血小板计数低于 $20\times10^9/L$ 且有危及生命的出血时，应输注单个供血者采集的血小板悬液。

2.造血生长因子　单用集落刺激因子效果不明确，在免疫抑制剂治疗的同时联合集落刺激因子可提高疗效。GM-CSF 或 G-CSF 300μg/次皮下注射，每周 3 次，第二个月每周两次，第三个月每周 1 次。EPO 6000U/次，疗程同上。

3.预防及治疗感染　清洁皮肤、口腔、肛门，预防感染。重型再障做好隔离护理，住层流室。给予易消化的饮食，避免便秘。确定的感染应用特异敏感的抗生素进行强有力的治疗，及时、反复送血、痰等标本做细菌培养和药敏试验。

(二)针对性治疗方案

1.非重型再障治疗策略　对于不依赖红细胞及血小板输注的NSAA患者，应定期监测其外周血血象，如果病情进展为输血依赖性的，应及时予以标准的免疫抑制治疗(IST)；输血依赖性的NSAA患者应及早接受ATG＋CSA治疗，经过3～6个月治疗有效果的患者，维持CsA治疗＞6个月或外周血细胞水平完全恢复后CsA缓慢减量；如经过4～6个月(ATG＋CSA)治疗无效，年龄在50岁以下或50～60岁之间身体状况良好的患者考虑骨髓移植，或者可考虑行第二疗程ATG治疗，如第二疗程ATG治疗4～6个月时仍无效或疾病进展为SAA，则按SAA治疗。

端粒DNA缩短或端粒酶突变的再障患者，对雄激素治疗有一过性的反应，雄激素通过自身芳香化为雌激素及雌激素的受体途径，激活造血干细胞的端粒酶活性，故肝功能好者可加用安特尔治疗。

2.重型再障治疗策略　重型再障宜及早行HLA相合同胞供体的allo-BMT或ATG＋CSA的强化IST：①年龄＜40岁，选择HLA相合同胞供体的allo-BMT；未找到合适供体的行免疫抑制治疗(ATG-I-CSA)。②年龄＞40岁，选择ATG＋CSA治疗。③接受ATG＋CSA治疗，经过4个月治疗有效果的患者，维持CsA治疗＞6个月或外周血细胞水平完全恢复后CsA缓慢减量；如经过4个月(ATG＋CSA)治疗无效果者，可进行第二疗程的(ATG＋CSA)治疗，或者考虑无关供体配型骨髓移植。

3.SAA的同胞供者异基因骨髓造血干细胞移植　对于重型再障患者，首选治疗是进行HLA相合同胞供者异基因骨髓造血干细胞移植(HSCT)，＜16岁患者生存率为91%，＞16岁的患者为74%。来源外周血的干细胞增加慢性GVHD危险。BM-HSCT的适应证：①重型再障患者年龄小于40岁，最大年龄不应超过45岁；②有HLA相合的同胞兄弟姐妹做供体；③既往无或有少许输注血液制品史的早期患者；④无明显感染迹象。

若有HLA相合供体，应尽早进行HSCT，以避免因输血使患者对供者次要组织相容性抗原致敏，导致移植排斥发生率升高，降低移植成功率及长期存活率。

年龄＜30岁年轻患者的预处理：采用非清髓和高强度免疫抑制方案以预防移植排斥和GVHD。目前标准的方案是：CTX 50mg/(kg·d)×4天，在第1，第2，第3

剂 CTX 后 12h 给予 ATG 30mg/kg，静脉输注 10～12h，在最后 1 剂 CTX 后 36h 输髓。为减少 ATG 不良反应，于 ATG 输注前应用甲泼尼龙 2mg/kg。推荐的移植后免疫抑制处理方案为：①CsA 2.5mg/kg，Bid，从移植前一天开始用，持续用药 12 个月预防晚期移植排斥反应；②短疗程 MTX：移植后第一天给予 MTX 15mg/m^2，之后分别在第 3，第 6，第 11 天给予 10mg/m^2。

年龄＞30 岁的预处理方案：对于 30～50 岁的患者，可能等待无关供体异基因骨髓 HSCT，最优的预处理方案还不明确。40 岁以上的患者如果有条件进行骨髓移植，建议给予低强度的预处理，CTX 1200mg/m^2，氟达拉滨 120mg/m^2，ATG 或者阿仑单抗。30～40 岁的患者也可以采用类似的方案。无关供体 HSCT 儿童生存率为 75％，＞16 岁成人为 63％。约 5％～40％的患者没有配型的同胞供体，也没有适宜的无关供体，有应用非亲缘脐带血中的造血干细胞移植，由于脐血中有核细胞数少及较高的排斥反应，通常再障患者不采用脐血移植。但是，若脐血含充足的细胞数，新的预处理方案，改变脐血给予的途径（如骨髓内），可能还是一种期待的方法。

虽然照射可以降低排斥反应的风险，但是对提高生存率没有明显改善，并且可能增加继发实体瘤的可能性，同时影响患儿的生长发育，因此目前在再障 HSCT 中不建议进行照射预处理。

4.再障的免疫抑制治疗　适应证：①是依赖输血的非重型再障患者的一线治疗；②不依赖输血的非重型再障患者，有明显的中性粒细胞缺乏症伴随继发感染的高风险；③年龄＞40 岁的重型再障患者；④＜40 岁的重型再障无 HLA 相合同胞供者的患者。IST 疗效反应率似不受病因学（如肝炎、病毒接触史、PNH/AA 综合征）的影响，但单用 ATG 治疗 SAA 反应率明显低于 ATG＋CsA；ATG＋CsA 治疗 NSAA 反应率明显高于单用 CsA 者。由于联合治疗的疗效优于任何单一用药，ATG＋CsA 的联合方案已成为目前再障的标准疗法，具体用法为马 ATG［20mg/(kg·d)×4d］或兔 ATG［3.5mg/(kg·d)×5d］联合 CsA［12～15mg/(kg·d)，分 2 次口服，连续 6 个月］。NIH 和欧洲多中心研究表明 5 年总体生存率（OS）75％～80％；接受 ATG＋CsA 治疗儿童 VSAA 疗效优于 allo-BMT。ATG 治疗反应一般发生于 6 个月内，通常在 1～2 个月可观察到病情的好转，2～3 个月脱离血制品输注，但也有较晚起效者。ATG 治疗 3 个月有效率 50％，治疗 6 个月有效率 70％～75％，IST 有效，也说明这些患者发病可能源于自身免疫。IST 有效者应持续服用 CsA，逐渐减量至维持剂量，早期或骤然停用 CsA 可致病情加重或反复。当 CsA 用至 6 个月撤掉时，30％～35％的患者会复发，若延长应用 CsA，并缓慢逐渐减量，复发的危险性为 13％～16％。大约 1/3 的再障患者依赖 CsA，需要小剂

量长期维持。当第一疗程 ATG 治疗后复发，或者第一疗程没有反应，可给第二疗程 ATG 治疗，开始是马 ATG，第二疗程则应改为兔 ATG，对复发患者有效率可达65%，第一疗程无效者第二疗程反应率约 30%，但日本一组 52 例儿童再障的疗效仅 11%。老年人是否应用 IST，取决于疾病的严重性，主要是中性粒细胞减少的严重性。ATG 治疗之后，患者感染、出血、心血管事件有增加的风险。

ATG 常见近期不良反应包括急性过敏反应（发热、寒战、多形性皮疹、高血压、低血压等）、血清病反应（皮疹、非感染性发热、关节疼痛、肌痛、浆膜炎、淋巴结病或外周血淋巴细胞浆细胞增多）等。前者多发生于治疗最初的几天，后者则常发生于接受 ATG 输注后的 14d 内，防治以小剂量皮质类固醇激素为主。其他不良反应还包括引起血小板和中性粒细胞减少、肝肾功能损害、心律失常等。中性粒细胞减少可发生致命的感染。SAA 患者接受强化 IST 达缓解数年后可能并发克隆性疾病，如 PNH、MDS、AML 及实体肿瘤等，在 IST 11 年后，其发生率分别为 PNH 10%，MDS 或 AML 为 8%，实体肿瘤为 11%。染色体改变多见于 7 号和 8 号染色体。对可能演变为 MDS 或 AML 的危险因素是：①重复应用 ATG；②年龄较大；③在用 ATG 和 CsA 的同时长期用较大量的 G-CSF；④短的端粒 DNA 长度。

5.免疫抑制治疗的疗效预测　IST 无效的可能原因有：①IST 治疗的剂量和疗程不充足，不标准；②不可逆的干细胞损伤；③非免疫介导的再障。

预测 IST（ATG/CsA）疗效反应是目前 SAA 临床研究的热点领域之一，因为这可为 IST 后进一步治疗（解救或替代治疗）方案的制订提供更多的信息，从而减少治疗的被动性和盲目性。①CsA 血药浓度：起始治疗 2 周时 CsA 血药浓度与疗效反应相关；②IFN-γ 水平：采用流式细胞术测定 T 淋巴细胞内 IFN-γ 的水平能区分出大多数治疗有效和无效的患者，IFN-γ 的表达水平与临床进程密切相关；③HLA-DR15表达和 IST 临床反应显著正相关；④伴有 PNH 克隆，SAA 患者对 IST 治疗反应率较高，年轻且有 HLA 相合同胞供者的 PNH-SAA 患者 IST 有效率低，应首选移植，而 PNH＋SAA 患者则宜首选 IST；⑤VSAA 及 rHuG-CSF 治疗无反应者 IST 疗效欠佳，因此宜首选 HLA 相合的同胞供者 allo-BMT；⑥端粒 DNA 长度短的再障患者，IST 初治也有效，但易复发，且易发生细胞遗传学异常，演变为 MDS 或 AML 的危险因素。

6.其他的免疫抑制剂

（1）环磷酰胺（CTX）：大剂量的 CTX（200mg/kg 体重），在没有干细胞支持治疗时，在 ATG 没有疗效的患者中，50%的患者引起持久的反应，但是会明显延长血细胞减少期，患者暴露到致命的真菌感染的高危险中，并延长住院天数，远期不排除发生克隆演变的危险。

(2)抗 CD52 单克隆抗体：目前正在观察评估用 Alemtuzumab 治疗再障，每天 100mg，共 5d，同时用 CsA，显示 18 例患者中 9 例有效。复发较常见，但是再次治疗有效。

(3)抗 IL-2R：Daclizumab 治疗非严重型再障有效率约 40%。

第五节　纯红细胞再生障碍性贫血

纯红细胞再生障碍性贫血(PRCA)简称纯红再障，是一种较少见的异质性骨髓单纯红系造血障碍综合征，粒细胞系和巨核细胞系无明显受累。任何年龄和性别均可发病，其发病率占再障的 3%。按病程分为急性和慢性，按病因分为先天性和获得性两型，获得性又可按病因分为原发性和继发性。

一、先天性纯红细胞再生障碍性贫血

先天性纯红细胞再生障碍性贫血(DBA)是一种源于骨髓红系细胞显著减少或缺如所致的单纯红细胞增生障碍性骨髓衰竭性疾病。其发病率为(5～7)/10^6，为一种少见的先天性再生障碍性贫血。临床上本病的诊断主要为排他性诊断。男女发病率之比为 1.1∶1，大部分为散发病例，约 10%～25%有家族史。

【病因及发病机制】

(一)遗传和基因突变

本病具有遗传特性，家族性 DBA 属常染色体显性遗传，如表现常染色体隐性遗传可能是由于外显不全或罕见的性腺镶嵌现象。连锁分析发现 25% DBA 患者编码核糖体蛋白质 S19(RPS19)的染色体 19q13.2 有突变。另一突变位点位于 8p22-p23，无 RPS19 突变者 2%有 RPS24[由 RPS24(10q22-q23)编码]突变，还有报道 RPS17 亦有突变。RPS19 广泛存在于多种细胞中，RPS19 突变导致单一红细胞前体生成障碍的原因推测 RPS19 可能有核糖体外的功能，例如 RPS19 缺乏或突变的核糖体可以改变红系发生过程的转录速度常数，其依据是 γ 干扰素诱导的核糖体蛋白 L13a 的磷酸化和释放可以特异性阻止血浆铜蓝蛋白转录。另外，根据 RPS19 可与成纤维细胞生长因子相互作用，推测 RPS19 可能与红细胞生成因子有相互作用。

(二)c-kit(酪氨酸激酶受体)受体/配体(KL)系统

由于 DBA 存在与 W/W 突变及 s1/s1 突变小鼠较为相似的血液学异常，推测

DBA 发病机制可能与c-kit受体/配体(KL)系统有关。W 基因分别位于小鼠第 5 号及人第 4 号染色体,负责编码 c-kit 原癌基因产物细胞表面受体。s1 基因位于小鼠第 10 号染色体,人 12q22-24,负责编码 c-kit 受体的配体(SLF),它具有广泛的造血刺激生物活性,在体内外能刺激正常或 s1 突变鼠的肥大细胞及骨髓造血干/祖细胞增殖。研究发现,DBA 患者 $CD34^+$ 细胞在单一或联合的促红细胞生成素(Epo),IL-3、IL-6 及 GM-CSF 刺激下,红系爆式集落形成单位(BFU-E)产率仍低下或缺如,向上述培养体系中加入 KL(c-kit 配体)可以明显增加 BFU-E 集落产率及体积,提示其 $CD34^+$ 细胞的 c-kit 受体表达并无异常,贫血的发生可能为体内 KL 生成不足或缺乏所致。

(三)Epo/EpoR(Epo 受体)系统

Epo/EpoR 系统与 DBA 红系造血缺陷间的关系一直备受重视。现已明确,DBA 患者 Epo 与 EpoR 基因表达及其蛋白质结构均无异常,亦不存在抗 EpoR 抗体,但尚不能完全除外 DBA 存在 Epo 与 EpoR 结合后信号传递异常。促红细胞生成素受体下游区信号分子 Jak2 和 Stat5 可能是 RPS19 正常的 DBA 患者的候选致病因素。Jak2 与 Stat5a/5b 敲除后可导致明确的胎儿红细胞生成缺陷,Stat5 缺陷可导致前红细胞程序性死亡。与同等贫血程度的其他良性贫血(如缺铁性贫血等)患者比较,DBA 患者血清 Epo 水平升高更为显著,提示原始粒子对促红细胞生成素不敏感。此变化对于保护体内残存的红系祖细胞避免过多过快凋亡可能具有重要的生理学意义。

(四)红系定向干细胞的缺陷

有研究发现 DBA 患者红细胞前体包括 CFU-E(红细胞系集落形成单位)和 BFU-E 数量减少和功能障碍。

(五)免疫因素

以前认为 DBA 与 T 抑制细胞有关,已有的实验研究结果表明 DBA 患者体内不存在与其红系造血缺陷有关的细胞及体液免疫功能紊乱。

【临床表现】

贫血为 DBA 主要临床表现,大约 35%患儿出生时即表现有贫血,常于生后 2 周至 2 年确诊。苍白、倦怠、乏力、食欲减退是早期的症状,逐渐出现气喘、肝肿大、脾肿大等临界的充血性衰竭,这些初期的症状和体征对输血容易有反应。可是相应的,输血可能导致含铁血黄素沉着症而出现该病所引起的所有问题。DBA 另一显著临床表现为与 Fanconi 贫血(FA)近似,有较之更轻的先天性体格发育畸形,约 30%患儿合并其他症状如:身材矮小、颅面部畸形包括小头、先天性白内障、青光眼、斜视、硬腭高拱及唇腭裂甚至 Tuner 综合征样外貌、拇指畸形、先天性心血管发育异常、泌尿生殖器官畸形和恶性肿瘤易感性增加等。

【实验室和辅助检查】

（一）血象

表现为大细胞或正细胞正色素性贫血，网织红细胞减少，白细胞正常或轻度降低，血小板正常或轻度增高。在多数病例红细胞间不均匀分布的胎儿血红蛋白升高，红细胞表面 I 抗原的浓度也升高。红细胞腺苷脱氨酶（ADA）增高。血清铁和血清铁蛋白水平在正常水平高限，而总铁蛋白饱和度升高。血清叶酸和维生素 B_{12} 水平正常。血清促红细胞生成素的水平适当升高。

（二）骨髓象

骨髓红系增生低下，粒红比例增高，粒系和巨核细胞系增生活跃。少数剩下的红系细胞通常是幼稚的，可出现某些巨幼红细胞样的核改变。

【诊断与鉴别诊断】

（一）诊断

红细胞、Hb、网织红细胞比例及骨髓红系增生低下，而粒系及血小板增生正常是诊断的必备条件；婴幼儿发病、并发先天畸形及身材矮小是诊断的次要条件。但由于本病缺乏特异性临床表现及实验室检测指标，确诊尚需排除继发性因素及其他红系异常性疾病。因此，目前国内 DBA 的诊断仍然为排他性诊断。国外文献指出，DBA 尚具有以下特点可用于辅助诊断：①大细胞正色素性贫血；②胎儿血红蛋白升高；③红细胞 I 抗原滴度升高；④红细胞腺苷脱氨酶（eADA）明显升高；⑤DBA相关基因突变。

（二）鉴别诊断

1.*暂时性红细胞增生减低症*　此病多发生在 1～4 岁，有病毒感染史，贫血较轻，部分患儿有粒细胞减低，血红蛋白不增高，多自然恢复等。

2.*各种溶血的再障危象*　持续时间短，多有溶血的症状。

3.*急性淋巴细胞白血病*　部分患者的骨髓中可见淋巴细胞增多，需与急性淋巴细胞白血病鉴别。

4.*营养性贫血*　先天性纯红细胞性再生障碍性贫血与儿童期常见的各类营养性贫血鉴别，如缺铁性贫血（IDA）和因叶酸或维生素 B_{12} 缺乏的巨幼红细胞性贫血，多发生于生后数月，严重者也可达中重度贫血，须加以鉴别。但营养性贫血一般多有明显诱因或营养不良病史，均有红细胞形态学检验指标（MCV，MCH，MCHC）明显异常，如 IDA 为小细胞低色素性贫血，叶酸和维生素 B_{12} 缺乏则有血细胞巨幼样变，应用叶酸、维生素 B_{12} 或铁剂进行补充治疗后疗效显著。

5.先天性纯红再障与获得性纯红再障鉴别　先天性纯红再障与获得性纯红再障的造血系统病变特征类似，治疗方法也基本相同。但先天性纯红再障起病早，常于生后1个月内发病，部分患儿伴有明显先天畸形。而获得性纯红再障起病一般较迟，获得性继发性纯红再障常有明显的原发病因可寻。

【治疗】

1.肾上腺皮质激素　在体外可增加 RPS19 缺陷细胞的造血调节基因表达，其诱导增加的基因在未成熟造血祖细胞及红系造血前体细胞中表达较高，但并不增加编码 RPS19 及其他核糖体基因的表达。约70%患者初次治疗时有反应，治疗开始越早，疗效越明显。若发病3个月内开始治疗，几乎100%患儿出现治疗反应。若发病3年后才开始服用泼尼松，则疗效极差。开始剂量常用泼尼松 2.0mg/(kg·d)，有反应者在用药2～4周时出现网织红细胞增加，然后血红蛋白升高。血红蛋白上升到90～100g/L时，可逐渐减量至停药。无效者可试验性应用大剂量甲泼尼龙 100mg/(kg·d)静脉输注，连续3d，以后逐渐减量，停药后可能复发，但再次用药仍然有效。

2.输血　对泼尼松不敏感者往往依赖定期红细胞输注，保持血红蛋白80g/L左右。长期输血可引起含铁血黄素沉着症、血色病及肝大等。严重者可连续输注去铁胺，可改善和推迟铁蓄积作用。

3.免疫抑制剂　环磷酰胺(CTX)、环孢霉素A(CSA)、6-巯基嘌呤(6-MP)、长春新碱(VCR)等。如 CTX 3mg/(kg·d)或6-MP 2mg/(kg·d)连续口服2个月，症状好转后逐渐减量至小剂量维持治疗2～3年，可与皮质激素联合应用。

4.骨髓移植　对肾上腺皮质激素不敏感，需输血维持且出现并发症者可予骨髓移植。据统计同种异基因骨髓移植后3年存活率为85%，但移植前需进行筛查以除外 RPS19 突变供体。

5.基因治疗　有研究应用包含 RPS19 的病毒载体，将 RPS19 转入到 RPS19 突变的 DBA 患者骨髓 CD34 细胞中，转基因 RPS19 的过表达增加了几乎3倍红细胞菌落，而对粒-巨噬细胞集落形成无不利作用。这提示用病毒载体将 RPS19 转入 RPS19 缺陷的 DBA 患者中行基因治疗是可行的。

6.泌乳素　泌乳素受体在结构和功能上与促红细胞生成素受体相似，部分 CD34 细胞有泌乳素受体，泌乳素可增加体外培养红细胞生成，其机制可能为增加促红细胞生成素受体表达。可应用甲氧氯普胺诱导泌乳素分泌治疗。

7.其他　雄激素、抗胸腺细胞球蛋白、抗淋巴细胞球蛋白、丙戊酸、亮氨酸及白介素-3等均有成功治疗 DBA 的报道。

【预后】

10%～20%患者可自发缓解，约70%经治疗可达完全缓解或治愈，但仍有部分患者复发，经治疗还可达完全缓解，部分患者治疗效果较差，主要靠输血改善症状，故易引起血色病、肝大等，部分患者死于充血性心功能衰竭、白血病、恶性淋巴瘤及各种实体瘤等。罕有发展为再生障碍性贫血。中位生存时间为38年。

二、获得性纯红细胞再生障碍性贫血

获得性纯红再障是一种少见病，其特点是红细胞生成缺乏或明显减少，多发生于成年人，但很多与儿童期红系再生障碍有关。20世纪30年代，临床医生发现红细胞再生障碍与胸腺瘤有关，目前认为其主要是一种获得性的T细胞或B细胞自身免疫性疾病。可是，有时药物或病毒也可引起这种疾病并使之长期存在。在某些病例亦可出现类似于先天性红细胞再生障碍的祖细胞缺陷或缺乏。

【病因和发病机制】

获得性PRCA分为原发性和继发性。

原发性PRCA病因不明，其发病机制可能为自身抗体针对红系祖细胞或红细胞生成素(EPO)，以及与红细胞生成相关的淋巴细胞紊乱有关，如T抑制细胞(Ts)功能增强，从而抑制了红细胞的生成。通过免疫组化染色的方法检查原发性PRCA患者的骨髓活检组织，发现弥散性$CD3^+$($CD8^+$、颗粒蛋白酶B^-)淋巴细胞增多，约1500个/mm^3。

引起继发性PRCA的病因很多，现将病因和发病机制分述如下。

(一)胸腺瘤与PRCA

胸腺瘤常伴有各种自身免疫性疾病，如重症肌无力、PRCA、低丙种球蛋白血症和系统性红斑狼疮(SLE)等。胸腺瘤患者PRCA的发生率为5%～15%，在继发性PRCA中胸腺瘤是最常见的病因，约50% PRCA患者为胸腺瘤。胸腺瘤所致获得性PRCA与克隆性T细胞增殖有关，患者体内可产生抑制性T细胞或血清胸腺因子，抑制红系分化，但确切的抑制因子尚不明确。这些患者可表现为外周血B淋巴细胞计数下降、$CD4^+$ T淋巴细胞降低、$CD4^+$/$CD8^+$细胞比值倒置。克隆性T细胞的增殖可同时在胸腺和血循环中出现，也有报道仅在血液中出现而不在胸腺，说明胸腺瘤为致病性T细胞克隆性增殖提供环境的作用有个体差异。胸腺切除术后，约30% PRCA患者无需其他治疗而获得完全缓解(CR)，有的在应用免疫抑制剂后达CR；相反甚至有在胸腺瘤切除术后(中位时间80个月)发生了PRCA，这可能由于$FoxP3^+$调节性T细胞(Treg)能维持免疫自身耐受性，胸腺切除术去除了 Treg 池，可致自身免疫激活，免疫功能紊乱，继而发生 PRCA 的可能。

（二）淋巴细胞增殖性疾病与 PRCA

PRCA 可发生于 B 或 T 淋巴细胞增殖性疾病，T 细胞大颗粒淋巴细胞白血病（T-LGLL）是继发性 PRCA 最常见的病因，其次是淋巴瘤、慢性淋巴细胞白血病（CLL）伴发 PRCA。目前认为 PRCA 主要病理机制为 T 淋巴细胞介导的骨髓红系爆增性集落形成单位（BFU-E）及红系集落形成单位（CFU-E）免疫损伤。在上述患者体内 Ty 及自然杀伤（NK）细胞数量明显增高，体外培养显示 Ty 细胞对 BFU-E 及 CFU-E 均表现出明显的抑制作用，从而抑制红系造血。

（三）病毒感染与 PRCA

诱发 PRCA 的病毒主要是微小病毒 B19（PVB19）感染。PVB19 为一种 DNA 病毒，对 BFU-E 及 CFU-E 具有特异趋向性及高度亲和力，其受体为红细胞糖苷脂。PVB19 侵入 BFU-E 及 CFU-E 后迅速增殖，可直接诱导 BFU-E 及 CFU-E 呈“凋亡”样死亡。PVB19 在健康宿主很少诱发 PRCA，多数病例发生在淋巴细胞增殖性疾病、人类免疫缺陷病毒（HIV）感染以及应用免疫抑制剂等免疫缺陷状态。给予反复多疗程、大剂量静脉注射丙种球蛋白（IVIG）冲击治疗，可以清除 PVB19，使病情明显改善。除 PVB19 感染，其他还有 EB 病毒（EBV）、肝炎病毒感染等。

肝炎病毒所致 PRCA 与肝炎病毒诱发再生障碍性贫血（AA）的机制相似，可能为病毒直接攻击红系祖细胞，或产生抗体抑制红系祖细胞生长。多见于丙型肝炎病毒（HCV）感染。

（四）自身免疫性疾病与 PRCA

SLE 相关的贫血中，PRCA 非常罕见。有报道 SLE 患者的血清中存在抑制因子，如抗红系祖细胞或抗 EPO 抗体，也有报道显示异常 T 细胞抑制红系祖细胞的生长。

（五）EPO 相关的 PRCA

长期应用重组人红细胞生成素（rHuEPO），可导致患者体内产生抗 EPO 抗体，既针对外源性 EPO，也针对内源性 EPO，导致红细胞生成缺陷，成为应用 rHuEPO 治疗的严重不良反应。自 1998 年首次报道以来，后经大宗病例研究显示 rHuEPO 相关的 PRCA 与多种因素有关。在 rHuEPO 药物成分中去掉了人血清白蛋白，代之以聚山梨酯 80 和甘氨酸，发现聚山梨酯 80 可使 rHuEPO 的微粒结构发生变化，并与预装注射器的无涂层橡皮塞浸出的有机化合物发生相互作用，从而增加了 rHuEPO 的免疫原性，通过抗体介导而发生 PRCA。聚山梨酯 80 还能降低药物稳定性，使药物更易受到条件改变的影响，如低温链的效率不足或缺乏，这又促进了蛋白质变性或聚集体形成。应用途径也很重要，皮下注射 rHuEPO 较静脉输注发生 PRCA 多见。因此，在生产中保持 rHuEPO 的成分不变，使用带有涂层橡皮塞的预装注射器，强化低温链以及改变应用途径，大大降低了 rHuEPO 相关的 PRCA 发生。除上述因素外，还有学者研究发现，在抗体介导的 rHuEPO 所致的 PRCA 患者中，HLA-DRB1 * 09 等位基因的发生频率明显增高，两者之间具有相关性。

（六）ABO 血型不合的同种异基因造血干细胞移植（allo-HSCT）与 PRCA

HSCT 后发生 PRCA 与供者和受者主要 ABO 血型不相合有关，是由于受者体内残存的浆细胞分泌抗 A 或抗 B 同种凝集素持久存在，抑制了供者的红系祖细胞。移植前采用供者血型的血浆作血浆置换有可能防止 PRCA 的发生。

（七）药物相关性 PRCA

已知多种药物与 PRCA 的发生可能相关，最常见的有异烟肼、氯霉素、硫唑嘌呤、甲基多巴等，作用机制尚不明确。一般认为相关药物对 BFU-E 及 CFU-E 的直接毒性作用影响了红系造血是主要的病理机制。有文献报道，在 HIV 感染的患者应用高效抗反转录病毒药物齐多夫定、拉米夫定治疗过程中导致了 PRCA 的发生，其机制尚不清楚，在停药后病情很快缓解。

（八）妊娠与 PRCA

妊娠继发的 PRCA 较为罕见。PRCA 可发生在妊娠的任何阶段，妊娠诱发的 PRCA 是一种自限性疾病，但再次妊娠时复发的风险很高，应用孕激素类亦可导致 PRCA 的发生。

【临床表现】

临床经过差别明显，可表现为一过性急性自限性和慢性持续型。因红细胞寿命较长，许多急性自限性患者呈亚临床表现，从而未获诊断。慢性患者主要表现为不同程度的贫血及其相关症状，自觉症状的轻重与贫血发生的速度和程度相关。原发性患者除贫血表现外，少有其他阳性发现。体检一般无淋巴结和肝脾肿大。继发者在原发病基础上，又出现不能用原发病解释的贫血加重。

【实验室和辅助检查】

1.*血象*　程度不同的贫血，呈正常色素正常细胞性贫血。白细胞和血小板计数多正常。血涂片不见嗜多色细胞。网织红细胞计数显著降低甚至缺如（0～1%），如网织红细胞＞2%，则应质疑 PRCA 的诊断。

2.*骨髓象*　细胞增生度正常，以孤立性红系造血障碍为突出的特征，各期有核红细胞均明显减少，原始红细胞常消失。粒系和巨核系造血正常，无病态造血现象。急性自限性患者在骨髓恢复期表现为红系造血活跃，有时可见到巨大原始红细胞。罕有遗传学异常，本病无髓外造血。

3.其他贫血检查指标　溶血性贫血试验如抗人球蛋白试验及酸溶血试验阴性，乳酸脱氢酶和间接胆红素水平正常。铁代谢指标无缺铁证据。

4.病毒及其抗体　有条件时，可检测 PRCA 相关的病毒及其抗体滴度，尤其是微小病毒 B19。

5.影像学检查　对慢性患者应常规检查胸腺。

【诊断和鉴别诊断】

根据临床表现和实验室检查所见，特别是骨髓幼红细胞明显减少而其他细胞系正常，不难做出诊断。应注意病因的查找，特别是有无胸腺瘤、淋巴增殖性疾病和自身免疫性疾病等。

明显的骨髓象特征使 PRCA 不难与其他类型的贫血相鉴别。有时骨髓增生异常综合征的难治性贫血（RA）阶段也仅表现为贫血，但骨髓增生异常综合征的病态造血可将两者区分开来。儿童患者应注意与急性淋巴细胞白血病前期鉴别（该病通常先表现为“急性红系造血停滞”，2～3 个月后发生急性淋巴细胞白血病）。

【治疗】

PRCA 尽管临床较为少见，但无论原发性还是各种病因继发，其发病机制主要是免疫介导，尤其是细胞免疫，因此免疫抑制治疗仍然是首选，同时要根据患者的不同病因、疗效和耐受情况制定更加个体化的治疗。

（一）病因治疗和支持治疗

诊断一旦确立，应立即停用所有可疑药物，合理治疗存在的感染。对于继发性 PRCA 要注意去除病因，如药物相关性 PRCA 立即停用一切可疑药物，病毒感染诱发的 PRCA 给予抗病毒治疗（药物和病毒诱发的急性自限性患者多在 1～3 周内自行恢复），胸腺瘤所致 PRCA 行胸腺切除术，以及其他恶性肿瘤、自身免疫性疾病等。在原发病得到有效控制后，继发的 PRCA 也可获得缓解。对于长期依赖输血的患者可造成血色病，可采用铁螯合剂去铁治疗。

（二）免疫抑制治疗

目前对于原发性 PRCA 和大多数继发性 PRCA 的主要疗法仍然是免疫抑制治疗，常用药物有肾上腺皮质激素、CsA、CTX 等。尽管强力的免疫抑制治疗如抗胸腺细胞球蛋白（ATG）和抗淋巴细胞球蛋白（ALG）可使大多数患者得到缓解，但也增加了严重并发症的风险，因此皮质激素治疗后虽有复发仍然是目前的首选治疗，CsA 也是治疗的主要药物之一。

1.糖皮质激素　为首选治疗。常用泼尼松，有效率约40%，多在1个月左右生效。宜缓慢减量停药，总疗程3～4个月。

2.细胞毒药物　常用者为环磷酰胺和硫唑嘌呤。选其中一种，从小剂量开始，有效率40%～60%，多在2～3个月奏效。近期不良反应为骨髓抑制，应注意检查血象，并据以调整剂量或停药。远期不良反应有继发性肿瘤和不育，故年轻患者慎用。

3.环孢素　有效率60%～80%，疗效见于治疗开始后2～4周。治疗期间需检测肾功能。

4.抗胸腺细胞球蛋白(ATG)　有效率约50%。

5.大剂量静脉免疫球蛋白(IVIG)　可通过其Fc受体阻断网状内皮系统功能，起到免疫调节作用，同时亦有抗感染效应。对于PVB19感染诱发的PRCA应用大剂量IVIG冲击治疗可取得较好疗效，但大多需要反复多疗程输注，直至病毒清除，不良反应小，但费用高。

免疫抑制治疗有多种选择，宜首选糖皮质激素，如无效再根据情况选用其他免疫抑制剂。一般采用某种免疫抑制剂治疗3～4个月仍未显效时，可考虑换用另一种。在使用其他免疫抑制剂时均可配伍用较低剂量糖皮质激素。有研究显示对于原发性PRCA，接受包括CsA的治疗比单用糖皮质激素能更有效地延长中位无复发生存时间，对防止复发具有重要性；大颗粒淋巴细胞白血病相关PRCA患者对CTX或CsA治疗反应较好，但大多数患者需要持续接受维持治疗；而胸腺瘤相关PRCA对CsA具有良好的反应，含有CsA的治疗方案对防止复发是有效的。长期用药者均宜缓慢减量渐停。

(三)单克隆抗体

1.利妥昔单抗　为抗CD20单克隆抗体，已广泛用于B细胞淋巴瘤及其他一些自身免疫性疾病的治疗，对于以上疾病伴发PRCA患者，在应用利妥昔单抗治疗后，PRCA和原发病均明显好转。对于ABO血型不合的allo-HSCT后继发PRCA患者，利妥昔单抗亦是有效的治疗方法之一，即使小剂量也取得了很好的疗效。

2.达利珠单抗　为抗白细胞介素2(IL-2)受体的单克隆抗体。IL-2受体表达在活化T细胞上，阻断IL-2受体可降低活化T细胞的活性和增殖。达利珠单抗毒性很小，患者耐受性较好。

3.阿仑珠单抗　为抗CD52单克隆抗体，又称Campath-1H，其可显著降低T细胞活性，应用于T细胞介导细胞免疫因素导致的PRCA(如T-CLL、TLGLL)，部分病例获得较好疗效。

（四）血浆置换术

以上免疫抑制治疗无效时，可试用血浆置换。每周至少置换 3 次，连续 2～3 周。对于 ABO 血型不合的 allo-HSCT 后并发的 PRCA 还可采用供者血型的血浆置换术，停用免疫抑制剂（如 CsA）或者是行供者白细胞输入以增强移植物抗宿主反应，以及应用 rHuEPO 等治疗。

（五）手术治疗

脾切除可试用于以上治疗均无效的病例，有效率约 17%。对慢性 PRCA 患者应检查胸腺，如有胸腺瘤应手术切除。对无胸腺瘤患者胸腺切除无益。

（六）造血干细胞移植

有报道对常规的免疫抑制治疗无效或者不能耐受，包括大剂量糖皮质激素、CTX、CsA、ATG、利妥昔单抗等，由于患者长期需要红细胞输注，最终行造血干血细胞移植可获得缓解。

【预后】

约 5%～10%的 PRCA 患者可自发缓解。经上述免疫抑制治疗，约 70%的患者可获缓解。复发并非少见，但再治疗仍有效。有报道原发性 PRCA 中位生存期约 14 年，转为再障者罕见，少数（<5%）难治性患者可能转变为急性髓细胞白血病。继发性患者的生存与原发病密切相关。

第六节　阵发性睡眠性血红蛋白尿

阵发性睡眠性血红蛋白尿（PNH）是一种后天获得性溶血性疾病。该病源于造血干细胞 PIG-A 基因突变，使一组通过糖肌醇磷脂（GPI）锚连在细胞表面的膜蛋白缺失，从而导致细胞性能发生变化。临床上主要表现为血管内溶血发作、血红蛋白尿，以及全血细胞减少和血栓形成倾向等特征。PNH 常常与再生障碍性贫血先后或同时发生。病情多迁延，生存期可以很长，部分患者可有自然缓解。主要死亡原因在国内是感染，在国外是血管栓塞。本病易被误诊和漏诊，Ham 试验是经典的实验诊断方法，近年认为特异抗体结合流式细胞技术是最特异、最敏感的确诊方法。异基因造血干细胞移植可取得根治。近年来，补体抑制剂 Eculizumab 为治疗带来了新的希望。

【定义】

阵发性睡眠性血红蛋白尿是一种后天获得性造血干细胞基因突变引起的溶血病。异常血细胞缺乏一组通过糖肌醇磷脂连接在细胞表面的膜蛋白，导致细胞性能发生变化。临床上常有慢性贫血及血管内溶血发作，溶血重时则有血红蛋白尿。开始报告的病例是在夜间发生血红蛋白尿，故名为“阵发性夜间血红蛋白尿”，但是后来发现血红蛋白尿的发作不一定在夜间，而常常是在睡眠之后，所以在我国改称“阵发性睡眠性血红蛋白尿”。

PNH 一向被归为溶血性疾病，但除贫血外常伴有中性粒细胞和(或)血小板的减少，而且 PNH 的分子病变累及各种血细胞，所以近年有些学者将 PNH 视为造血干细胞病。另外，患者有静脉血栓形成倾向，溶血性贫血、全血细胞减少、血栓形成及平滑肌功能障碍是本病的主要特点。

【历史回顾】

自 19 世纪后半叶以来，阵发性睡眠性血红蛋白尿(PNH)逐渐引起了欧洲的内科医生注意。1882 年，德国医生 Paul Strubing 首先观察到 PNH 的红细胞在睡眠时血清呈酸性环境下对补体敏感。1939 年，哈佛医学院的 Thomas Hale Ham 首先报道了 PNH 的红细胞在酸性血清中出现补体介导的溶血的证据，并且使酸溶血实验(即 HamTest)成为诊断本病的特异性实验。直到 20 世纪 90 年代中期，才由流式细胞仪检测对该病的诊断进行了补充。

伦敦 Hammersmith 医院的 John V. Dacie 对 PNH 的临床和实验室研究也做出了重大贡献，他发现 PNH 与再生障碍性贫血有密切关系，并由此提出 PNH 是在骨髓增生低下的背景下发生体细胞突变的结果，而且突变的细胞可能具有不明原因的增殖优势。他的这些论点直到今天依然对 PNH 的研究有重要的影响。

20 世纪 80 年代，人们认识到细胞表面存在一种糖肌醇磷脂(GPI)构成的锚，可以将蛋白连接在细胞表面。1989 年，人们发现了锚连蛋白中的补体调节蛋白(CD55、CD59 等)在 PNH 的细胞表面缺失，从而对补体敏感。1993 年，日本学者 Kinoshita T 等第一次证实 PNH 细胞表面 GPI 锚的缺失是由于发生了 PIGA 基因突变。

至今，PNH 的分子异常已被很好的阐明，PNH 红细胞对补体敏感的认识导致了新的补体抑制剂 eculizumab 的治疗应用。而突变的 PNH 克隆为何获得增殖优势，至今依然没有很好的解释。

【流行病学】

PNH 是一种获得性疾病，从无先天发病的报道(先天性 CD59 缺乏除外)，也没有家族聚集倾向。在世界许多国家都有成组的病例报告，过去中国、日本、泰国、印度等亚洲国家报告的病例似比欧美国家多些，但近年美国、英国、意大利等国家也有较大宗的病例报告。1999 年 Rosse WF 和 Young NS 等粗略估计 PNH 发病率为 1/10 万人口，随着近年应用流式细胞技术诊断 PNH 方法的普及，有可能会使 PNH 更易发现。在我国牡丹江地区曾作长期调查，据 1994 年报告标化发病率为 0.27/10 万人口。在我国，过去的印象中本病在华北、东北地区可能比华东、华南多见。据哈尔滨医科大学分析：1967—1984 年确诊的 110 例溶血性贫血中有 PNH64 例（58.1％）；中国医科大学 1980—1991 年所见 341 例溶血性贫血中，PNH 占 94 例（27.6％）。东北、华北一带显得较多见的原因之一是地中海贫血、G6PD 缺乏等遗传性溶血病远比华南等地区少，而且在后天性溶血病中 PNH 又常占第一、第二位。北京协和医院 44 年中共诊治 PNH 206 例，去除南方籍 5 例，平均每年北方患者 4.6 例。1992 年中山医科大学报告 30 年共诊断 PNH 63 例，其中只一例为北方籍，平均每年诊断南方籍患者 2.1 例。然而，江苏血液病研究所 16 年中诊断 122 例，平均每年也有 7.6 例。近年来广东、湖北等地采用更多实验方法后，诊断 PNH 的患者也在增多。总之，本病在欧美相对少见，在亚洲较为常见，在我国，以北方居多。

各年龄组均有发病，患者年龄从 2 岁至 80 岁以上，但无论国内外均以青壮年患者居多，20～40 岁约占 77％。男女均可发病。欧美女性患者比男性稍多，男女之比为（0.6～1.1）∶1，而在亚洲则男性患者明显比女性多，印度男女患者之比为 1.8∶1，泰国为 2.7∶1。我国与其他亚洲国家相似，北京协和医院的 206 例中男女之比为 2.7∶1。综合国内 14 个不同地区报告的 651 例中男女之比为 2.4∶1。

【病因】

PNH 患者病态血细胞与正常血细胞同时存在，其各系血细胞均有膜蛋白缺失，可以想象基因突变必然发生在很早期的造血干细胞。病态血细胞都来自同一克隆，证据是：①在 G6PD 同工酶呈杂合子的女性 PNH 患者中，不正常的红细胞都具有同一种同工酶，说明异常细胞都出自同一来源；②近年来用分子生物学方法分析女性患者 X 染色体灭活类型，也可发现异常细胞都属同一类型；③用流式细胞仪技术可以看到 PNH 患者的外周血和骨髓中总是异常与正常细胞同时存在，而异常细胞都具有同样的不正常（如细胞表面缺乏 CD59），而患者的正常血细胞则无此种异常，说明有两种细胞来源；④PNH 患者的异常细胞可以查到磷脂酰肌醇糖苷-A（PIG-A）基因突变，而同一患者的正常细胞则无此突变，进一步说明两者来源不同；⑤少数从 PNH 转变为急性白血病的白血病细胞可具有 PNH 膜蛋白缺失的特征，说明白血病来自原有的 PNH 克隆。

PNH 患者的异常细胞扩增，可成为占大多数的造血细胞，但又不能完全替代原有的正常造血细胞，说明 PNH 患者的异常克隆不具有自主的无限扩增本质，但毕竟要有一定的扩增能力，才能使异常细胞增多到足以产生疾病表现。究竟突变的克隆如何获得增值优势，至今仍未阐明。

【发病机制】

PNH 的发病机制涉及不止一种因素。

1.基因突变引起异常细胞克隆的出现　PNH 异常血细胞的共同特点是细胞膜表面缺乏一组膜蛋白，这种膜蛋白都通过糖肌醇磷脂(GPI)连接在膜上，统称糖肌醇磷脂锚连蛋白(GPI-AP)。所涉蛋白和 GPI 都在内质网形成，蛋白生成后旋即与 GPI 连接，然后转移到细胞膜外层。由于缺乏 GPI，合成蛋白不能连接在膜上。GPI 由脂质部分和核心结构组成，不同种类 GPI 的脂质部分差异很大，但核心结构均由 1 个肌醇磷脂、1 个葡糖胺、3 个甘露糖和 1 个乙醇胺按顺序相连构成，一头经肌醇磷脂上的 2 个脂肪酸(有的是 3 个)插入细胞膜脂质双层的外层，另一头由乙醇胺与蛋白相接。GPI 生成的每一步都需一个关键酶。

1993 年，日本学者率先报道了 PNH 的异常细胞缺少一种蛋白，这种蛋白的 cDNA 和基因核苷酸序列称 PIG-A 基因，它是 GPI 生成第一步所需的一个关键酶。用荧光原位杂交技术证明位于 X 染色体 p22.1 部位。目前研究表明，在所有已检测的 PNH 患者血细胞中都发现有 PIG-A 基因突变而导致 GPI 锚连蛋白的部分或全部缺失，说明 PIG-A 基因突变在 PNH 发病中有重要作用。

PNH 的 PIG-A 基因突变为异质性，迄今已报道一百余种基因突变，广泛分布于多个编码区及剪接点，没有突变丛集区或热点。而且，主要以小突变为主，大的突变罕见。有典型溶血症状的 PNH 与 AA-PNH 综合征相比，PIG-A 突变的基因图谱无明显不同。若同一患者有 2 种异常细胞(GPI 连接蛋白全无或缺少)，则可能源于 2 种突变产生的 2 种异常克隆。Luzzatto L 于 2000 年分析了全球 28 篇报告的 146 例 PNH 患者的全部 174 个 PIG-A 突变，其中 135 个(包括大段缺失、读框移位、无义突变)的后果将是 PIG-A 基因产物的完全失去活性，另一组中 35 个是错义突变、4 个是小的框内缺失，其结果是 PIG-A 基因产物部分功能缺失。前一组形成的细胞完全缺失 GPI 连接蛋白(相当于 PNHⅢ型细胞)，后一组形成的细胞部分缺失 GPI 连接蛋白(相当于 PNHⅡ型细胞)。Norris 等初步研究了 PIG-A 基因突变位点的不同对 PIG-A 蛋白结构和功能的影响。作者分析了 18 例 PIG-A 基因的错义突变，发现有 6 例位于编码子 128～129 和 151～156 上，这些编码子位于小鼠和酵母 PIG-A 同源基因的高度保守的区域内，因此，猜想这些编码子可能编码 PIG-A 蛋白的关键部分。作者用点诱变的方法，获得具有这些编码子突变的 PIG-A 的 cDNA，分别转入原核及真核表达系统，测其 PIG-A 蛋白的结构及功能。

结果表明，编码组氨酸128(H128)、丝氨酸129(S129)和丝氨酸155(S155)的编码子发生错义突变可导致PIG-A蛋白功能的部分丧失，而发生于编码侧链氨基酸残基的编码子的错义突变对PIG-A蛋白功能无影响。提示编码H128、S129和S155的编码子是影响PIG-A蛋白功能的关键部分。总而言之，PNH患者的PIG-A突变部位遍布第2～第6外显子整个编码区的多个位置，以及一些内含子之中，没有突变热点。第2外显子较长，突变发生部位也较多。

将正常的PIG-AcDNA转入PNH异常细胞可纠正后者不表达GPI连接蛋白的缺陷，PNH由于PIG-A基因突变所致已能确定。涉及GPI生成全过程的基因至少有12个，涉及上述第一步的基因除PIG-A外，尚有PIG-C、PIG-H等。除PIG-A外，也检测到了其他基因的突变，但PNH的发生是由PIG-A突变所致。

2.异常细胞克隆的维持和扩增　PIG-A基因突变并不能解释异常克隆为何能扩增并占据优势。关于这方面的研究很多，曾一度成为研究的热点，归纳为以下几点：

(1)骨髓正常造血功能衰减。近年的体内外实验表明：PNH的异常克隆本身并无相对于正常细胞(这里指的是正常对照，而非病人正常表型的细胞)的增殖优势。2004年，美国Bessler等成功建立了PNH的动物模型，发现具有PIG-A基因突变的小鼠并无异常克隆的增殖优势，动物也未出现溶血、贫血及血栓形成的情况，说明单独的PIG-A基因突变不是发病的唯一原因。值得注意的是，这些动物模型不具备常在病人中出现的潜在的骨髓衰竭及病人特有的造血微环境，提示除PIGA基因突变以外，可能还有其他因素才导致疾病的发生。

人们早就注意到PNH与AA的密切关系。早年研究发现PNH骨髓集落形成能力明显低于正常对照。近年来随着流式细胞技术的进步，不少中国研究者在对造血干细胞的研究中发现PNH患者骨髓$CD34^+$造血干/祖细胞比正常人少，而且$CD59^-$细胞又比$CD59^+$明显为多，提示PNH患者的正常造血干/祖细胞数量少，异常造血干/祖细胞在数量上占有相对优势。AA、MDS病人有相当一部分可检测出PNH异常细胞，进一步检测可测出PIG-A基因突变，提示这些疾病的内在联系。近年的一种观点是PIG-A基因突变在正常人和不少情况下都可发生，如Araten DJ等发现多数正常人血中有缺少CD55及CD59的红细胞和中性粒细胞，数量分别为22/1 000 000和8/1 000 000，并且也可查出PIG-A基因突变，但不发展为疾病。只有当正常造血功能衰竭时，才有可能发展为疾病。甚至认为必须有AA才会发生PNH，并且将注意力集中在自身免疫性再障上，提出正常造血细胞表面具有GPI锚连蛋白，可以成为能刺激细胞杀伤性细胞(如T淋巴细胞)的抗原或共刺激因子，从而被杀伤，而有PIG-A基因突变的细胞由于缺失GPI锚连蛋白，因而可以逃避捕杀。最近，日本学者在对PNH EL4细胞系的研究中发现GPI^+与GPI-细胞相比，对无论同种异体还是自身反应的$CD4^+$ T细胞的反应都更加敏感，证实一些锚连蛋白在T细胞识别靶细胞的过程中起着重要作用。体内实验也表明，PNH患者如果不接受预处理而进行同基因骨髓移植，病情很快复发，如果采用包含环磷酰胺等细胞毒性药物的预处理方案，则可获长期缓解。上述研究为治疗提供了一定思路。但如果仅给予PNH患者大剂量环磷酰胺，而不进行骨髓输注，细胞恢复后，GPI^+细胞比率无改变。这种治疗方法曾对再障有效。应用抗胸腺细胞球蛋白(ATG)或环孢霉素A(CsA)或两者合用方案治疗PNH-AA患者，贫血能够得以改善，但不能使GPI^+细胞比率提高。免疫抑制治疗无效的原因可能是多个免疫因素参与抑制骨髓造血，其中一个与GPI-AP表达相关。而ATG或CsA所逆转的免疫抑制可能与GPI-AP表达无关。

(2)异常细胞本身具有一定的增殖优势。给经过亚致死量照射的严重联合免疫缺损症小鼠输注PNH患者或正常人的骨髓，7个月后，正常人骨髓消失，PNH患者骨髓仍存在。经流式细胞仪分选PNH患者骨髓细胞进行体外培养，结果显示$CD34^+CD59^+$细胞的分裂、集落形成和扩增总数等均比本身$CD34^+CD59^+$细胞为多，而两者又都比正常人的$CD34^+$细胞差。提示PNH的异常克隆比正常细胞有增殖优势，并认为与异常PHN克隆细胞凋亡减少有关。

(3)除免疫因素外，血清及不同生长因子也可能对疾病发展产生一定影响。PNH患者血清EPO及G-CSF水平增高，IFN-γ正常，但是否与贫血、白细胞减少有关，还需进一步研究。PNH患者骨髓基质细胞集落形成能力正常，成纤维细胞TNF-α、IL-6 mRNA表达也正常。观察PNH动物模型集落刺激因子(G-CSF)的作用，并未发现其对异常克隆有显著扩增作用。

(4)PIG-A基因突变。一些健康人也能检测到PIG-A基因突变，但不会导致PNH发生。因为正常人PIG-A基因突变发生在较晚期造血祖细胞，即集落形成细胞(CFC)，CFC可以分化，但无自我更新能力，因此不导致疾病。而PNH患者的突变发生在多能造血干细胞(HSC)水平。

综合近年的研究，无论病人的异常克隆还是其自身的正常克隆，与正常人的克隆相比，均存在生长劣势，提示存在骨髓衰竭；异常克隆相对于自身正常表型克隆又有一定增殖优势，但这种增殖不像肿瘤细胞那样无限制，而且并不随着疾病的发展而不断扩大。

总之，PIG-A基因突变和骨髓正常造血细胞增殖机能衰减是PNH发病的两个重要因素，但是如何形成异常造血细胞与正常造血细胞生成和增殖的不均衡状态，异常细胞如何在数量上取得优势的机制依然不清。目前，主要有3个假说：①PNH细胞由于缺乏表面的GPI锚连蛋白，因此逃避了免疫攻击。②PIG-A突变使得细胞对凋亡抵抗。③PNH克隆发生了第二次突变而产生了内在的生存优势。

【病理生理】

PNH克隆发生于早期造血干细胞，因此累及多种血细胞。不同种类血细胞具有不同的GPI连接蛋白，这些GPI连接蛋白中有的功能明确，有些还不甚清楚，但各种血细胞缺少GPI连接蛋白后一定会对细胞功能产生影响。

红细胞变化：红细胞表面有C3转化酶衰变加速因子可与C3b或C4b结合，防止补体的继续激活和放大。有膜攻击复合物抑制因子（MACIF，或称反应性溶血膜抑制物MIRL，亦称保护素，CD59），可防止C9的聚合和膜攻击复合物C5b-9的构成。以上皆为GPI连接蛋白，都属补体调节蛋白。PNH异常细胞缺乏这些蛋白，因此对补体敏感，目前认为是溶血和贫血发作的主要原因。其中MACIF（CD59）的重要性可能比DAF（CD55）更大。因为对正常红细胞用抗体抑制CD55，或先天缺乏CD55者，并不改变红细胞对补体的敏感性，也不引起溶血；而用抗体抑制CD59，则增加细胞对补体的敏感性，先天缺乏CD59者则有严重的溶血。早在1972年，Rosse等首先提出根据红细胞对补体敏感性的不同，可分为PNHI型红细胞（指对补体敏感度正常）、PNHⅡ型红细胞（对补体中度敏感，只需正常细胞的1/4～1/3量血清即发生溶血反应）、PNHⅢ型红细胞（对补体高度敏感，只需正常细胞的1/25～1/5量血清即发生溶血反应），PNHⅠ、Ⅱ、Ⅲ型细胞在不同患者中所占的比例有很大不同。Holguin等用流式细胞仪测定GPI连接蛋白CD55、CD59的表达，发现PNHⅢ型红细胞CD55、CD59完全缺失，而PNHⅡ型红细胞部分缺失，PNHⅠ型红细胞有正常量CD55、CD59的表达。因此，红细胞对补体溶解敏感度的不同可以用CD55、CD59表达数量的不同来解释。PIG-A基因分析表明：正常表达CD55、CD59的细胞无PIG-A基因突变，而CD55、CD59部分缺失或完全缺失的细胞有不同的PIG-A基因突变。

PNH患者的中性粒细胞也对补体敏感。此外，患者的异常中性粒细胞还缺乏其他GPI连接蛋白如碱性磷酸酶，但对细胞功能的影响尚不明确。中性粒细胞的Ⅲ型Fc受体（FcRⅢb，CD16）也是GPI连接蛋白，PNH患者缺乏。中性粒细胞的FcRⅢb有清除血循环中免疫复合物的作用，如缺乏则血中免疫复合物会增多。单核细胞表面的CD14在PNH也缺乏，内毒素或脂多糖通过CD14激活单核细胞产生TNF，PNH细胞的这个功能受损。淋巴细胞的5′核苷酸酶也是GPI连接蛋白，缺失后影响如何不详。在PNH中一部分B和T淋巴细胞亦可受累。总之,PNH患者的免疫功能因GPI缺乏而受到不同程度影响,容易遭受感染。但国外资料显示,PNH患者没有明显的免疫功能缺陷,许多与免疫相关的GPI连接蛋白缺失后都可由一些其他分子替代。

PNH患者的异常血小板也缺乏CD59,因此有更多含C9聚合物的复合体附着在膜上,引起囊泡化,而这种囊泡又不能维持酸性磷脂在内层的状况,使较多的酸性磷脂暴露在外表面,增加了因子Ⅴa、Ⅹa的作用面,从而易激活凝血酶原变为凝血酶,这是PNH患者易发生血栓的原因之一。另外,PNH患者的单核细胞缺乏尿激酶型纤溶酶原激活剂受体(uPAR,另一种GPI连接蛋白),使局部产生的纤溶酶不足,血凝块稳固,增加栓塞倾向。大多数患者没有Ⅴ因子Leiden型变异,没有PS、PC缺乏,没有F1+2等致高凝状态的表现。另外,血小板易被补体激活,产生膜磷脂不对称性缺失,导致丝氨酸磷脂外露和微泡形成。膜来源的微粒体可提供凝血前体酶复合物、凝血酶原酶及Tenase复合体(因子Ⅸa、Ⅷa、Ca及磷脂)装配所必需的催化表面。这些前凝血质微粒体有利于血栓的发生。目前认为血小板异常是血栓的主要原因。

最近的临床研究支持血栓发生率与PNH克隆大小直接相关的假说。Hall等人证实中性粒细胞GPI-AP比例>50%的患者10年内发生血栓的风险是44%,而中性粒细胞GPI-AP比例<50%的患者仅为5.8%。Moyo等人应用逻辑回归分析模型计算出具有>70%的GPI-AP的中性粒细胞发生血栓的风险比GPI-AP中性粒细胞只占20%者大11.8倍。

严重的血管内溶血可致乳酸脱氢酶(LDH)升高和血红蛋白尿,常可伴发血栓事件以及吞咽困难、腹痛、勃起障碍和严重的乏力等。这些症状与血中游离血浆血红蛋白增多有关,游离血红蛋白是一氧化氮(NO)清除剂,而NO是细胞活动的递质或信使分子,NO被清除可致血管及胃肠道的平滑肌舒张障碍,从而引起勃起障碍、食管痉挛、腹痛等症状。此外,NO可防止血小板聚集和黏附。因此,PNH的许多表现与血管内溶血、游离血红蛋白增多、伴有NO减少有关。

另外,PNH患者常有一定程度的骨髓造血功能低下的表现。骨髓的正常造血功能衰竭或在先或在后或同时出现。两者可互为消长,如果PNH克隆扩展则表现为PNH,若骨髓衰竭严重则表现为再障,如果PNH克隆消失则不再有PNH,若此时骨髓衰竭也不存在则痊愈。

【病理解剖】

长期溶血、反复血红蛋白尿、骨髓代偿性增生以及合并症的产生是导致病理改变的基础。

1.肾脏　近端肾曲管及肾小管襻上皮细胞内有大量含铁血黄素沉着。

2.骨髓　增生明显活跃，个别患者增生减低。

3.肝脏　可有含铁血黄素沉着，有的病例肝内胆管有胆色素性结石或胆囊结石。

4.脾脏　淋巴组织萎缩，单核巨噬细胞增生，有的患者有陈旧性栓塞，没有髓外造血。

5.血管　有的患者可能在某些部位有血栓形成。

【临床表现】

(一)症状

1.贫血　绝大多数患者有不同程度的贫血，常为中重度。由于贫血大多缓慢发生，患者生活质量通常不受显著影响，有些甚至正常工作。北京协和医院 268 例 PNH 患者贫血为首发表现者就占半数以上，若除外再障转为 PNH 者，贫血为首发症状者仍占 41.4%。血管内溶血及造血功能低下是造成贫血的两个主要原因。大部分患者发生贫血后逐渐出现白细胞或血小板减少。向全血细胞减少发展者共有 62 例，其中 12 例是由 AA 转为 PNH，其余 50 例(占 18.6%)从诊断 PNH 到出现全血细胞减少的中位时间为 0.95 年，1 年累积发生率 15.1%，2 年 19.8%，4 年 23.7%。Socie 报道 220 例 PNH 中有 23 例(占 10%)1 年内发生，2 年累积发生率为 8.2%，4 年为 14.2%。我国 PNH 发展为贫血的速度较快，这可能是东西方人种的差异。

2.血红蛋白尿　典型的血红蛋白尿呈酱油或浓茶色。一般持续两三天，不加处理自行消退，重者一两周，甚至持续更长时间。有些患者的血红蛋白尿频繁发作，北京协和医院 268 例 PNH 患者 211 例(78.7%)患者在病程中发生血红蛋白尿，并成为某一阶段病程的主要临床症状，除血红蛋白尿作为首发症状(仅占 15.9%)外，其余在发病后半个月至 17 年才出现，中位发生时间为 1.2 年，其发作可由频发转为偶发，或由偶发转频发，无明显规律性，并且发作的轻重与预后无明显相关。另有 57 例占 21.3%患者在很长的病程或观察期内始终无明确血红蛋白尿发作，并以男性居多。能引起血红蛋白尿发作的因素有感冒或其他感染、输血、服用铁剂、劳累等。血红蛋白尿发作时可有发冷发热、腰痛、腹痛等症。至于为何有的患者在睡眠时血红蛋白尿加重，有人提出可能由于睡眠时经肠道吸收细菌脂多糖较多，激活补体所致。

3.血栓形成　尽管血栓栓塞不是 PNH 的常见临床表现(大约 5%)，但它是导致死亡的主要原因，尤其是美国和欧洲的患者。据最近统计363例PNH合并血栓的患者，有339例可供分析。25%的血栓事件是致命性的；20.5%累及超过1个部位(2～5个部位)。肝静脉血栓、肺栓塞、肠系膜静脉血栓和中风与血栓相关死亡有显著关系。肝静脉血栓导致的Budd-Chiari综合征是PNH最常见的血栓并发症，占40.7%，是死亡的主要原因。脑静脉和静脉窦血栓是第二位最常见的血栓。北京协和医院268例中有30例，占11%，中位发生时间为4.5年，2年累积发生率4.8%，8年为7.3%；而与Socie报告的相比，他们共有59例占27%，中位发生时间为2.1年，2年累积发生率为4.8%，4年为22.0%，8年近30%，15年为50%。英国Hillmen报告有39%患者合并栓塞，显示中国人栓塞发生率远远低于西方人，这是东西方患者之间的另一个差异。并且从栓塞类型来看，中国人发生栓塞主要以肢体浅静脉为主，单一部位多，其次为肢体深静脉和脑静脉，而内脏深静脉栓塞很少见；而在Socie、Hillmen等报告中栓塞主要在内脏深静脉、脑静脉和肢体深静脉，其中突出的是肝静脉栓塞所致Budd-Chiari综合征多见。在中国近10年里，PNH的栓塞发生率较以往报道略有增多，1989年656例中国多中心PNH临床分析，血栓形成仅为3%，而2001年为11%，动脉粥样硬化、血脂升高发生率增加可能起到一定作用。泰国、日本的报告中血栓发生率都不超过10%。

4.出血　约1/3的PNH患者有轻度出血表现，如皮肤、牙龈出血，女性患者也可月经过多，个别人有大量鼻出血、眼底出血、术后大出血、脑出血、消化道出血。

5.黄疸与肝脾肿大　不到一半PNH患者有轻度黄疸。多数患者没有肝脾肿大，约1/4 PNH患者只有轻度肝肿大，不到15%有轻度脾肿大。

6.平滑肌功能障碍　可引起吞咽困难、腹痛、胃胀、背痛、头痛、食管痉挛、勃起障碍等，与一氧化氮(NO)被清除有关。

(二)常见的合并症

1.感染　PNH患者容易遭受各种感染，特别是呼吸道和泌尿道感染，感染又可诱发血红蛋白尿发作。在我国，严重的感染往往是PNH患者死亡的主要原因。

2.贫血性心脏病　严重者可致心力衰竭。

3.胆石症　PNH作为长期溶血病合并胆石症者并不像想象的那么多。据国内报告不过4%，可能由于无症状，实际病例会更多些。

4.肾功能衰竭　PNH患者肾内有含铁血黄素沉着，但临床上发生肾功能损伤者并不多见。小部分病例有轻度蛋白尿及(或)血中尿素氮增高。感染或严重的溶血可引起急性肾功能衰竭。近年用磁共振影像分析发现，大多数PNH患者的肾皮质信号强度减弱，提示有含铁血黄素沉着，为长期血管内溶血的结果。

5.合并肿瘤 北京协和医院268例PNH患者中有2例合并淋巴瘤,1例合并慢粒,1例合并肝癌,Socie的报告中有9例合并肿瘤,与他们总结的再障人群合并肿瘤的发生率相同。

6.其他 长期血管内溶血,皮肤有含铁血黄素沉积,因而脸面及皮肤常带黯褐色。此外,因长期应用肾上腺皮质激素发生继发性糖尿病者也不少见。

(三)转化

在PNH患者中约有30%与再生障碍性贫血相互转化,绝大部分为再障过程中或痊愈后发生。近年报告不少再障患者经抗淋巴细胞(或胸腺细胞)球蛋白(ALG,ATG)治疗或其他免疫治疗好转后,有10%~31%转为PNH。最近用检测血细胞表面GPI连接蛋白的方法发现大约有30%再障患者的外周血或骨髓细胞中可查到具有PNH特征的细胞,提示再障患者本来就有转变为PNH的可能性,能否转化取决于残留多少正常造血细胞以及PNH克隆能否取得生长优势。很少一部分(约5%)PNH患者经过一段时间转为再障。另有些患者同时具有PNH和再障两者的特点。以上这些情况统称PNH再障综合征。在国内不同地区共479例PNH中有79例(16.5%)属于此。

另外,个别PNH患者可转为骨髓增生异常综合征(MDS)或白血病,其中以急性髓细胞白血病为主。MDS发生率约为5%,白血病发生率约为1%~2.5%。

【实验室检查】

绝大多数患者有不同程度的贫血,合并白细胞或(和)血小板减少。只有很少数血红蛋白正常。网织红细胞常增高。骨髓大都增生活跃或明显活跃,红系增生旺盛,少数患者有不同程度的病态造血。尽管骨髓增生活跃,但骨髓干细胞培养常可发现CFU-E、CFU-GM等集落数比正常骨髓少,说明PNH患者骨髓造血干、祖细胞的数量和生长能力不足,与再障有相似之处。由于红细胞对补体敏感,溶血发生在血管内,血浆游离血红蛋白升高,有血红蛋白尿者尿潜血及尿中含铁血黄素阳性。另有如下检查对PNH更为特异:

1.酸化血清溶血试验(Ham试验) PNH病态红细胞在pH 6.4的条件下易被替代途径激活的补体溶破,正常红细胞则不会。本试验有较强的特异性,被国内外视为诊断PNH的主要依据。用光电比色法看溶血度,PNH大都在10%以上,本病患者中约79%本试验阳性。

2.糖水溶血试验(蔗糖溶血试验) 实验依据是PNH异常红细胞在等渗低离子强度的情况下易遭补体破坏。本试验敏感性高,PNH患者约88%阳性。日本学者认为是诊断本病最好的初筛试验。糖水试验的缺点是易出现假阳性反应。

3.蛇毒因子(CoF)溶血试验　从眼镜蛇毒中可提出一种物质(称蛇毒因子),它本身没有溶血作用,但可在血清成分的协同下通过替代途径激活补体,在这种体系中PNH异常红细胞溶破,正常红细胞则不会。本试验也有较强的特异性,敏感性比Ham试验强,比糖水试验略差。PNH患者约81%阳性。

4.补体溶血敏感试验　用抗Ⅰ抗体(冷凝集素)或抗人红细胞膜抗体致敏红细胞,通过经典途径激活补体,观察能使红细胞溶破所需要的补体量,判断红细胞对补体的敏感程度。据此试验可将PNH红细胞分为Ⅰ、Ⅱ、Ⅲ型,临床溶血轻重取决于Ⅲ型细胞的多少。

5.PNH异常血细胞的检测和定量　PNH异常血细胞膜上缺乏GPI锚连蛋白,可以用有关抗体结合流式细胞仪技术检测出缺乏这些膜蛋白的异常细胞。在GPI锚连蛋白中,CD55、CD59存在于所有血细胞的膜上,且与临床表现关系密切,故常将这两种蛋白缺失作为PNH克隆的标志。以流式细胞仪检测GPI缺陷的血细胞,当$CD55^-$或$CD59^-$细胞占3%～5%时即可检出,较前述的方法敏感的多。在PNH患者的外周血中,$CD59^-$红细胞所占的比例较$CD55^-$细胞高,CD59单抗比CD55单抗在诊断时更敏感。另外,异常中性粒细胞受输血影响较少,对PNH患者来说,白细胞尤其是中性粒细胞GPI锚连蛋白的表达对疾病诊断更有意义。此外,CD24、CD16或其他粒细胞表面的GPI锚连蛋白也可用来检测。

最近,Brodsky等报道了一种新的诊断方法。利用嗜水气单胞菌属的细菌产生的一种毒素(Aerolysin),它能通过与GPI蛋白连接,在细胞膜上形成通道,从而溶破正常细胞将其杀死。而PNH细胞由于缺乏GPI蛋白,这种毒素无作用,PNH细胞仍保持完好。由于技术的改进,人们制成了Alexa-488标记的前aerolysin变异体,它同野生型前aerolysm相似,可特异地结合于GPI锚连蛋白,但它不穿破细胞,因此不会导致细胞溶破。这对于共聚焦或流式细胞仪检测十分重要。该标记类似于荧光素,可在一定条件下被激发出荧光,可通过流式细胞仪进行检测。该方法具有较高的敏感性和特异性,尤其是对于中性粒细胞的检测,但不能用于红细胞的检测。现已知道,再生障碍性贫血(AA)、MDS与PNH关系密切,在部分AA、MDS患者中可以检出PNH细胞群,但通常这些细胞群很小。Flaer检测敏感性高于CD55、CD59,因此,有些CD55、CD59检测正常但临床高度怀疑的病例,可结合Flaer检测,进一步提高诊断的敏感性和特异性。目前国外倾向于采用Flaer联合CD59来检测PNH克隆。

【诊断及鉴别诊断】

(一)诊断

本病虽称阵发性睡眠性血红蛋白尿,但并非都有血红蛋白尿,即使有也不一定是发作性，更非必然在睡眠时出现。而且只有少数患者以血红蛋白尿为首发表现。北京协和医院 268 例患者中以血红蛋白尿作为首发症状者 42 例(15.9%)，而仅以贫血为首发表现者占半数以上，若除外再障转为 PNH 者，那么以贫血作为 PNH 首症状者仍有 110 例，占 41.4%，以出血或伴有贫血作为首发症状者 54 例，占 20.3%，其他首发症状还有黄疸 2 例，栓塞 1 例，乏力 1 例，发热 1 例。许多患者经过相当一段时间才出现血红蛋白尿，甚至从无肉眼可见的血红蛋白尿。北京协和医院统计的 268 例中从无肉眼血红蛋白尿发作者 57 例，占 21.3%。再加上合并症和疾病的转化等，临床表现多种多样，致使 PNH 患者常常不能得到及时诊断，乃至长时间漏诊、误诊。在有血红蛋白尿或有长期慢性贫血的患者，特别是伴有白细胞和(或)血小板减少而骨髓又增生活跃者，都应在鉴别诊断中想到本病。确诊本病需要一些实验室诊断方法。我国制定的诊断条件如下：

1.临床表现　符合 PNH。

2.实验室检查

(1)Ham 试验、糖水试验、蛇毒因子溶血试验、尿潜血(或含铁血黄素检查)等项中，符合以下条件之一者可成立诊断：①两项以上阳性；②一项阳性，但具下列条件：两次以上阳性，或只一次阳性然而结果可靠(操作正规、有阳性及阴性对照、即时重复仍阳性)；有肯定的血红蛋白尿发作或有血管内溶血的直接或间接证明；能除外其他溶血，特别是遗传性球形红细胞增多症、自身免疫溶血性贫血、G6PD 缺乏、阵发性冷性血红蛋白尿等。

(2)流式细胞仪检查发现：外周血中 CD59 或 CD55 阴性中性粒细胞或红细胞＞10%(5%～10%为可疑)。

临床表现符合，实验室检查结果具备(1)项或(2)项者，均可诊断，(1)、(2)两项可以相互佐证。

PNH-再障综合征包括下列 4 种情况：①再障-PNH：指原有肯定的再障(而非未能诊断的 PNH 的早期表现)后转变为 PNH，而再障的表现已不存在；②PNH-再障：指原有肯定的 PNH(而非下述的第 4 类)后转变为再障，而 PNH 的表现(包括实验室检查)已不存在；③PNH 伴有再障特征：指临床及实验室检查均说明病情仍以 PNH 为主但伴有一处或一处以上骨髓增生低下，巨核细胞减少，网织红细胞数不高等再障表现者；④再障伴有 PNH 特征：指临床及实验室检查均说明病情仍以再障为主，但出现 PNH 异常血细胞(检测补体敏感的有关试验阳性，或用其他方法可检出 PNH 异常细胞)。根据近年研究，实际可将 PNH 的分型简化为：①溶血性 PNH：以频繁或持续的溶血为主要表现，缺失 GPI 连接蛋白的细胞产生多；

②低增生性 PNH：以显著的全血细胞减少或骨髓增生低下为主要表现，正常的造血细胞增生不良。用流式细胞仪结合临床和骨髓检查即可作出分型。这种简单的分型方法对诊断和治疗都有一定指导意义。

（二）鉴别诊断

1.再生障碍性贫血 PNH 接近一半的病例有全血细胞减少。两者主要鉴别之处在于再障为骨髓增生减低，而 PNH 多数骨髓增生活跃（特别是红系）。若骨髓增生减低而又能查出类似 PNH 的异常红细胞，或是有 PNH 的临床及实验室所见但骨髓增生低下者，应怀疑是否有疾病的转化或是兼有两病（属再障-PNH 综合征）。由于两者关系密切，故对某些再障病人也要进行 PNH 克隆的检查。

2.缺铁性贫血 PNH 因长期反复血红蛋白尿而失铁，可伴有缺铁现象，但与缺铁性贫血不同的是补铁后不能使贫血得到彻底的纠正。

3.营养性巨幼细胞性贫血 因溶血促使骨髓代偿性过度增生，叶酸相对不足，造成巨幼细胞性贫血，但补充叶酸后并不能彻底纠正本病所致贫血。

4.骨髓增生异常综合征（MDS） 个别 PNH 患者骨髓象可看到病态造血现象，甚至原始粒细胞轻度增高或在外周血中看到少量原始粒细胞。有些学者甚至将 PNH 也视为 MDS 的一种。但据我们观察，PNH 的病态造血或原始细胞增多现象系一过性，可以消失。极个别患者可完全变为 MDS。另外，一些 MDS 患者也可具有类似 PNH 的异常血细胞，但其基本特点和疾病的发展仍以 MDS 为主，很少发生典型的血红蛋白尿或 PNH 的表现。据观察 MDS 如果出现 PNH 克隆可能提示预后良好，故也应对某些 MDS 病人进行 PNH 克隆检测。

5.自身免疫溶血性贫血 个别 PNH 患者直接抗人球蛋白试验可阳性，另一方面，个别自身免疫溶血性贫血患者的糖水溶血试验可阳性，但经过追查这些试验都可转为阴性，更重要的是这两种病各有自己的临床和实验检查特点，鉴别不困难。此外，在大多数情况下肾上腺皮质激素对自身免疫溶血性贫血的治疗效果远比 PNH 为好。

【治疗】

（一）根治本病在于重建正常造血组织功能，消除异常造血干/祖细胞

目前认为骨髓移植是唯一可以治愈该病的方法，但是，PNH 是一种良性的克隆性疾病，部分患者还有可能自愈，而骨髓移植带有一定风险，因此，对 PNH 患者是否进行骨髓移植，需考虑多方面因素才能作出决定。近年进行移植的患者多是合并骨髓增生低下和反复发生严重血管栓塞的患者。早期的报道多数未对患者进行适当预处理而植入同基因或异基因的骨髓，结果大部分无效或复发。最近已有

多篇报道先进行预处理再作异基因骨髓移植而获成功的病例。并认为主要是通过以下几个方面的机制:①清除了 PNH 克隆;②提供了正常的造血干细胞;③免疫抑制治疗(如 ATG、CsA 等)解除了对正常细胞的抑制,使 PNH 克隆失去了增殖优势;常见预处理方案有 CTX/TBI、美法仑/CTX 等;④移植物具有抗 PNH 克隆的作用。由于骨髓移植存在一定风险,从生存曲线看,接受移植的患者生存率在早期低于单纯支持治疗者,但在 6 年后,移植患者的远期生存机会较大。

骨髓移植虽然取得了一定的疗效,但毕竟风险大、供者来源困难,所以,仍需研究其他变通办法:①利用自身的造血干/祖细胞。近年来从外周血分离早期造血干细胞的技术和方法不断进步,自体造血干细胞的应用和净化技术的研究,促使我们设想 PNH 患者从自体外周血分离出造血干细胞,用适当方法去除异常造血干/祖细胞,扩增正常造血干/祖细胞,然后回输,希望成为治疗本病的一种低风险方法。②用小移植或非去髓性造血干细胞移植。为避免移植相关性死亡,Suenaga 等 2001 年报告一例 PNH,用 Cladribine、白消安、兔 ATG 作预处理,然后给予 HLA 相合兄弟的外周血造血干细胞,以环孢素 A 预防移植物抗宿主病。无明显毒性反应;移植 14 天后,供者细胞占 90%～100%并能保持此水平,观察 6 个月无复发。若能采用非去髓性造血干细胞移植则较理想,因为:①移植前预处理的危险性较小;②移植前后都应用治疗再障的免疫抑制剂,解决了免疫失调的致病因素;③对 PNH 来说,不需要完全彻底地消灭异常细胞,因为根据对临床完全缓解患者的观察,外周血中仍可有 15%以下的异常细胞,但全无疾病表现。当然,采用非去髓性造血干细胞移植治疗本病尚需更多病例和更长时间的观察。

(二)减少溶血

1.糖皮质激素 在 20 世纪 50 年代,人们认识到补体激活的末端产物与 PNH 的关系时,就开始考虑应用补体抑制剂进行治疗,最初用的是糖皮质激素。一些证据表明,在大剂量时,糖皮质激素可减低补体的活化,因而被广泛用于治疗 PNH。目前虽然糖皮质激素的作用原理尚缺乏足够的实验研究依据,但仍常被用以减轻溶血,特别是对持续或频发血红蛋白尿的患者,短时间较大剂量的应用(例如,泼尼松每天 40mg),可能使溶血减轻,然后较快地减少用量,再逐渐减至维持量,直到停用。长时间大剂量应用会引起严重的不良反应。

2.Eculizumab 治疗 由于 PNH 的大部分症状来自于补体对 PNH 细胞的攻击,因此,人们期望可用补体抑制剂治疗。但是,补体系统是免疫系统的重要组成部分。补体早期成分(C5 以前的)的缺失可能导致化脓性感染风险的增加以及自身免疫现象,如系统性红斑狼疮和肾小球肾炎。补体途径末端成分的缺失并发症

较少，只脑膜炎奈瑟球菌和淋球菌感染机会增加。因此，阻止补体活化级联反应的比较合理的位点是C5，这样，既保持了补体途径早期成分的完整，又防止了膜攻击复合物的合成和释放过敏毒素C5a。Eculizumab是人源化的单克隆抗体，与人C5补体蛋白特异性结合，阻止其裂解为C5a和C5b，从而不能形成膜攻击复合物。2002年5月，英国率先开始应用Eculizumab治疗PNH的临床研究。11例输血依赖（入选之前12周有超过4次以上输血）的患者，接受为期3个月的治疗。患者很快改善了生活质量，血红蛋白尿停止，脱离了输血依赖。2006年，进行了多中心、双盲、随机、有安慰剂对照的研究，87例随机分为安慰剂组（$N=44$）或Eculizumab组（$N=43$），用量为600mg/周，连续4周，随后为每周900mg，然后每2周900mg共6个月。治疗组血红蛋白稳定，输血次数为0，生活质量提高，LDH下降。主要不良反应：头痛、鼻咽炎、背痛和上呼吸道感染（治疗前接受脑膜炎疫苗）。另一组开放适应证的、非安慰剂对照的治疗研究，Eculizumab剂量同前，应用52周，结果贫血减轻、输血减少、生活质量提高，进一步验证了其安全性和有效性。2007年获得了美国FDA和欧洲药物协会的批准。

(1)Eculizumab可以减少或减轻PNH的并发症：在应用Eculizumab治疗的病人中，第1例患者疗效已保持了6年以上。在总共195例中，Eculizumab治疗前共有血栓事件124例次，平均7.37次/100患者/年，而治疗后仅1.07/100患者/年，因此Eculizumab治疗显著降低了血栓的发生率（$P<0.0001$）。进一步的研究显示，即使在有抗凝治疗（肝素、华法林）情况下，PNH血栓的发生率依然很高，而加上Eculizumab后，血栓事件几乎不再发生。因此，在常规抗凝治疗不能防止进一步血栓形成时，Eculizumab可以很好地控制血栓发生。从Eculizumab研究的早期数据看，补体抑制可减轻血管内溶血导致肾小管铁负荷增多引起的肾功能破坏，因此还可以改善肾功能。此外PNH的许多症状，如反复的腹痛、吞咽困难、勃起困难和严重的乏力，可能都与血浆中游离血红蛋白消耗一氧化氮（NO）有关。Eculizumab可以抑制和减轻血管内溶血，从而改善NO消耗的相关症状。

(2)应用补体抑制剂需要注意：①Eculizumab必须保持在35μg/mL以上才能保持对补体的阻断。②血管外溶血：Eculizumab对C3无影响，但CD55抑制C3裂解和C3b产生。PNH患者由于缺乏CD55，可导致C3b在细胞表面堆积迅速被网状内皮系统清除，而引起血管外溶血。少数病人血管外溶血需要输血治疗。③大多数PNH患者接受Eculizumab治疗后不再需要输血，因此PNH红细胞不被消灭，在血中的比例增加，有的可达90%。一旦停止Eculizumab，大量PNH红细胞可能会溶破，血红蛋白突然下降，再次发生严重的血红蛋白尿。因此，应告知病人不应随便停止治疗。④补体活化在 C5 水平终止，不良反应主要是荚膜菌的感染，尤其是奈瑟菌感染(脑膜炎球菌或淋球菌)。发生率为 0.5 例/100 接受治疗者。降低脑膜炎球菌感染的措施是接种疫苗。

(3)应用 Eculizumab 的指征：具有中度或重度 PNH 症状(如显著的乏力和生活质量很差)，以及已经发生或正在发生 PNH 的合并症，如血栓或肾功能不全的患者。AA/PNH 可能反应不佳。

该药价格昂贵，目前尚未在我国应用。

(三)基因治疗

许多学者试图将 PIG-A 基因转入造血干细胞，以纠正患者的锚连蛋白缺陷。Nishimura J 等 2001 年报告，以逆转录病毒为载体，可将含 PIG-A 基因有效并稳定地转入来自 PNH 患者的缺失 PIG-A 基因的多种细胞株和外周血及骨髓的单个核细胞，使其恢复 GPI 锚连蛋白的表达，另外也可转入外周血中的 $CD34^+$ 细胞。提示通过基因治疗使病态细胞恢复是有可能的。目前这方面的研究正在进行。

(四)重组人 CD59 蛋白

2006 年，以英国 Hillmen 为首的研究小组报告：用合成的重组人 CD59 蛋白(rhCD59P)黏附于细胞膜上，在体外试验中，成功修复了缺失 CD59 的 PNH 患者的红细胞，可减少溶血的发生；小鼠体内试验证明，rhCD59P 修复了小鼠的红细胞且避免了溶血发作，在患者中应用将有可能。

(五)其他减轻溶血发作和相关症状的尝试

平时应注意避免易引起溶血发作的诱因如感冒、某些药物等。针对严重、持续、频发的血红蛋白尿患者，可短期应用足量的肾上腺皮质激素如前述，发作停止后逐渐减量直至最小用量。大多患者无需维持量，若用维持治疗，应用最小量。为减轻病情或症状，有的单位还试用过中药、人参提出物、杨梅树根皮提出物、亚硒酸钠(体外实验表明可抑制补体的旁路激活，另有抗氧化作用)等，但均无系统的临床研究和报告。

(六)贫血的治疗

针对骨髓增生不良可试用康力隆、丙酸睾丸酮、丹那唑等。有人认为本病的发病机制是在免疫性骨髓衰竭的基础上发生造血干细胞基因突变，可用联合化疗及免疫抑制剂治疗前者，据报告有些病人有效，但有的单位试用结果显示治疗相关死亡较多，是一种高风险的治疗，需慎用。若患者有缺铁的实验室证据可给小量铁剂(普通剂量的 1/5～1/10，用量大可诱发血红蛋白尿)。缺乏叶酸者应予补充。严重或发展较快的贫血可输红细胞或经生理盐水洗涤的红细胞，需注意输血可诱发血红蛋白尿的发作。

（七）血管栓塞的治疗

在诊断血栓形成的 3～4d 内，如没有出血症状或其他禁忌证，可进行溶栓治疗，同时或随后给予抗凝治疗。如果患者合并其他易栓症，需长期甚至终身抗凝治疗。抗凝治疗首先给予肝素或低分子量肝素，然后过渡到口服华法林。由于许多患者首次血栓栓塞即可导致生命危险，西方国家提倡一旦确诊 PNH 即常规给予预防性抗凝治疗，一般说来我国患者无需一律溶栓、抗凝，需个体化考虑治疗。应指出的是，PNH 患者除了具有高凝倾向，还具有出血倾向，许多患者在常规手术或抗凝治疗时出现较严重的出血，这在东方国家的患者中表现尤为突出。因此，对于我国的 PNH 患者，需慎用抗凝治疗。只有血栓栓塞诊断明确且无抗凝禁忌时才可开始抗凝治疗，不主张常规预防性抗凝治疗。

（八）其他并发症的处理

感染、急性肾功能衰竭等均应给予相应的处理。

【预后】

本病属良性慢性病。多数患者长期有中重度贫血，但其中半数仍可从事日常活动或参加适当工作，部分病人可自发缓解。患者临床缓解后，血中仍可查出有少量异常细胞持续存在。

PNH 本身很少致命，主要死于并发症，死因国内主要为严重贫血衰竭和感染，而在欧美本病的首位死因是重要器官的静脉栓塞。在北京协和医院 268 例 PNH 患者多因素分析中发现有 6 个不利生存的危险因素：病程中向全血细胞减少发展、合并栓塞、反复出血、反复腹痛、诊断时血小板减少和无血红蛋白尿发作。

【PNH 的怀孕问题】

在欧美，PNH 患者怀孕时有很高的血栓并发症风险，同时也很容易出现再生障碍性贫血。母亲的死亡率在 20%左右（在 1 项研究中，24 例患者中 5 例死亡，3 例死于血栓，2 例死于感染），而且超过 10%的患者出现了血栓合并症。同时胎儿死亡率也增加。胎儿异常没有明显增加。PNH 合并妊娠发生血栓较难处理，通常用足量的低分子肝素抗凝。有时，超过前 3 个月的危险期，也可考虑华法林治疗。Eculizumab 治疗也有益，但在妊娠期使用是否安全仍待研究。Eculizumab 是 IgG2 和 IgG4 杂合的 Fc 段，可以去除抗体的任何效应物。IgG2 不透过胎盘，对胎儿影响很小。然而能否用于孕妇，还需更多考虑和研究。在我国，PNH 孕产妇发生血栓并发症者并不多。

第二章　白细胞疾病

第一节　白细胞减少性疾病

周围血液中白细胞计数低于 $4\times10^9/L$ 时，称为白细胞减少症。白细胞减少症最常见是由中性粒细胞减少所致。中性粒细胞绝对计数低于（1.8～2）$\times10^9/L$（儿童 $<1.5\times10^9/L$）称为粒细胞减少症，低于 $0.5\times10^9/L$ 称为粒细胞缺乏症，常伴有难以控制的严重感染。

【流行病学】

本病于任何年龄的男女均可罹患。

【病因】

1.骨髓损伤

（1）药物引起的损伤：抗肿瘤药物和免疫抑制药都可直接杀伤增殖细胞群，药物抑制或干扰粒细胞核酸合成，影响细胞代谢，阻碍细胞分裂。药物直接作用造成粒细胞减少与药物剂量有关，其他多类药物亦可有直接的细胞毒性或通过免疫机制使粒细胞生成减少。

（2）化学毒物及放射线：化学物苯及其衍生物、二硝基酚、砷等对造血干细胞有毒性作用。X 线和中子能直接损伤造血干细胞和骨髓微环境，造成急性或慢性放射损害，出现粒细胞减少。

（3）免疫因素：自身免疫性粒细胞减少是自身抗体、T 淋巴细胞或自然杀伤细胞作用于粒系分化的不同阶段，致骨髓损伤，粒细胞生成障碍，常见于风湿病和自身免疫性疾病。某些药物为半抗原，进入敏感者体内与粒细胞膜蛋白结合或与血浆蛋白结合成全抗原吸附于粒细胞表面。这些全抗原刺激机体产生相应的抗粒细胞抗体 IgG 或 IgM，当重复用药时引起粒细胞凝集和破坏，称为免疫性药物性粒细胞缺乏症。引起粒细胞减少者与用药剂量无关。

（4）全身感染：细菌感染如分枝杆菌，特别是结核杆菌及病毒感染（如肝炎病毒等），可引起粒细胞减少。

(5)异常细胞浸润骨髓:癌肿骨髓转移,造血系统恶性病及骨髓纤维化等造成骨髓造血功能的衰竭。

(6)细胞成熟障碍:如叶酸和维生素 B_{12} 缺乏,影响 DNA 合成,骨髓造血活跃,但细胞成熟停滞且破坏于骨髓内。某些先天性粒细胞缺乏症和急性非淋巴细胞白血病、骨髓异常增生综合征、阵发性睡眠性血红蛋白尿也存在成熟障碍,而致粒细胞减少。

2.周围循环粒细胞分布异常　进入血管内的中性粒细胞仅 1/2 在循环池内,随血液循环,另外 1/2 的中性粒细胞紧贴于毛细血管和毛细血管后小静脉的内皮细胞(边缘池),不随血流循环,故不能在白细胞计数时被检测到。循环池和边缘池之间的粒细胞可相互转换。注射肾上腺素或应激状态下,粒细胞可由边缘池迅速转入循环池,使粒细胞计数明显升高。如边缘池内粒细胞大量增加,可造成假性粒细胞减少,此时粒细胞的生成和利用均正常。全身感染及过敏反应可引起反应性的获得性假性粒细胞缺乏症。

3.血管外组织内的粒细胞需求增加,消耗加速　粒细胞在血管内一般仅数小时(半数逗留期为 6h)即游至血管外而进入组织,执行其防御及清除“废物”的功能,1～2 天死亡。在真菌、病毒、立克次体等感染、过敏反应等情况下,受粒细胞生成因子 GM-CSG 和 G-CSF 的调节,粒细胞的生成率增加,从骨髓释放至外周血及进入组织的粒细胞增多,且吞噬作用和杀菌活性增强。然而严重感染时机体对正常体液刺激缺乏足够的反应,同时中性粒细胞上一些白细胞黏附因子(CD11/CD18 等)与血管内皮细胞上的黏附因子(ICAM-1)被炎症介质所激活,使白细胞易于黏附于血管壁并穿越内皮细胞迁移至组织,最终可见血液内有短暂的白细胞减少。自身免疫性粒细胞减少和脾功能亢进患者粒细胞的消耗可超过骨髓内的生成能力,可发生粒细胞减少。

4.混合因素　如慢性特发性粒细胞减少症、周期性粒细胞减少症等,临床上上述三类白细胞减少常混合存在。

【分类】

1.白细胞减少症　白细胞计数低于 4×10^9/L。

2.粒细胞减少症　中性粒细胞绝对计数低于 1.8×10^9/L(儿童 $<1.5\times10^9$/L)。

3.粒细胞缺乏症　中性粒细胞绝对计数低于 0.5×10^9/L。

【临床表现】

(1)原发病的表现。

(2)多数白细胞减少患者病程常短暂呈自限性,无明显临床症状或有头晕、乏力、低热、咽喉炎等非特异性表现。

(3)粒细胞减少的临床症状主要是易有反复的感染。

(4)粒细胞缺乏与一般的白细胞减少表现完全不同,起病急骤,因短期内大量粒细胞破坏,患者可突然畏寒、高热、出汗、周身不适。几乎都是在2～3天内发生严重感染。黏膜可有坏死性溃疡。由于介导炎症反应的粒细胞缺乏,所以感染时的体征和症状通常都不明显:如严重的肺炎在胸部X线片上仅见轻微浸润,亦无脓痰;严重的皮肤感染不致形成疖肿;肾盂肾炎不见脓尿等。感染容易迅速播散,进展为脓毒血症,病死率极高。

(5)有些患者仅有中性粒细胞减少,无原发病也无反复感染者可统称为良性粒细胞减少症。

【并发症】

主要为各系统严重感染,如肺炎、严重皮肤感染、泌尿系感染、消化系感染及脓毒血症等。

【辅助检查】

(1)血象:白细胞计数多在(2～4)$\times 10^9$/L,中性粒细胞绝对值降低。血红蛋白和血小板正常。

(2)骨髓象:一般正常,典型患者呈粒系增生不良或成熟障碍。有的粒细胞有空泡、中毒颗粒及核固缩等退行性变。骨髓象除了解粒细胞增殖分化情况外,还可明确有无肿瘤细胞转移。

(3)粒细胞储备的检查:方法是通过注射或口服促骨髓释放粒细胞的制品,如内毒素、肾上腺皮质激素等。用0.1%肾上腺素0.2mL皮下注射后,于15min及30min分别计数粒细胞绝对值,如达正常或增至原来的1倍,提示周围血白细胞减少是由于循环池及边缘池的粒细胞分布异常所致。肾上腺素试验应尽量选择白细胞计数最低时进行。伴有高血压及心脏疾病患者慎用。

(4)血清及尿溶菌酶测定有助于了解周围血中粒细胞的破坏程度。

【诊断】

(1)白细胞计数是最主要的实验室诊断依据。

(2)诊断的第二步是寻找白细胞减少的原因。

【鉴别诊断】

1.低增生性白血病　临床可见贫血、发热或出血,外周血常呈全血细胞减少,可以见到或不能见到原始细胞。骨髓增生减低，但原始粒细胞＞30%。而白细胞减少则幼稚细胞数少见，且无出血，无明显贫血现象。

2.再生障碍性贫血 起病或急或慢，多有出血、贫血表现，白细胞减少，尤以中性粒细胞减少明显，血小板及网织红细胞均明显减少，骨髓呈三系细胞减少。而粒细胞缺乏症则发病急，无出血，无贫血，白细胞分类见粒细胞极度减少，甚至完全消失，血小板及网织红细胞均正常，骨髓象呈粒系受抑，成熟障碍。

3.传染性单核细胞增多症 传染性单核细胞增多症可见溃疡性咽峡炎、粒细胞减少，易与粒细胞减少症混淆，但传染性单核细胞增多症血片中可发现较多的异型淋巴细胞，且血清噬异凝集试验阳性，不难与粒细胞缺乏症鉴别。

【治疗】

1.继发性粒细胞减少 应积极治疗基础疾病，中止可疑药物或毒物接触。

2.升白细胞药物治疗

(1)刺激白细胞生长药物：可选用2～3种，治疗观察3～4周，如无效改换另外2～3种。维生素B_4 10～20mg，每天3次，口服；维生素B_6 10～20mg，每天3次，口服；碳酸锂20～30mg，每天3次，口服；氨肽素0.1g，每天3次，口服；利血生10mg，每天3次，口服；鲨肝醇50～100mg，每天3次，口服；脱氧核苷酸钠10～20mg，每天3次，口服；辅酶A 100U，每天1次，肌内注射；ATP 20mg，每天1次，肌内注射。

(2)糖皮质激素：对部分免疫性粒细胞减少症患者有效，但因其可抑制正常粒细胞功能，故不能无选择滥用。

(3)伴有严重感染时，有条件者可考虑使用造血细胞生长因子，如GM-CSF、G-CSF等，根据病情选用50μg/m^2皮下注射，每日1次，或100～300μg/d皮下或静脉内滴注，待白细胞回升后酌情减量或停药。CSF的不良反应有发热、寒战、骨关节痛等。

(4)免疫抑制药：如确诊为免疫性粒细胞减少症，糖皮质激素应用无效时，可谨慎选用。硫唑嘌呤50mg，每日2～3次，口服；环磷酰胺100～150mg，每日1次，口服；长春新碱2mg，每周1次，静脉滴注。

3.抗感染治疗 患者一旦发热，应立即做血、尿和其他有关的细菌培养及药敏试验，并立即给予广谱抗生素治疗，待证实病原体后再改用针对性的制剂，注意防治二重感染。

4.脾摘除术 一般仅用于确诊为脾功能亢进及Felty综合征患者。

【注意事项】

(1)对急性粒细胞缺乏的患者必须给予严格的消毒隔离保护，最宜于置入空气净化的无菌室内，加强皮肤、口腔护理，以防交叉感染。

(2)应用GM-CSF、G-CSF治疗，白细胞可一过性升高，甚至高于正常值，需注意动态监测血常规变化，有部分患者白细胞可能再次下降。

第二节　急性白血病

急性白血病(AL)是起源于造血干细胞的恶性克隆性疾病，表现为骨髓中异常的原始细胞及幼稚细胞(白血病细胞)大量增殖，蓄积于骨髓和其他造血组织，同时抑制正常造血，并广泛浸润肝、脾、淋巴结等脏器，出现贫血、出血、感染和浸润等征象。根据受累的细胞类型，AL又分为急性淋巴细胞白血病(ALL)和急性髓细胞白血病(AML)两类。

我国AML的发病率约为1.62/10万，而ALL则为0.69/10万。成人AL以AML多见，儿童以ALL多见。

【病因和发病机制】

急性白血病的病因目前尚未完全清楚。

1.*物理因素*　γ射线、X射线等电离辐射均可导致白血病。如接受放疗的强直性脊柱炎患者、日本原子弹爆炸后的幸存者中，白血病发病率均较正常人群明显增高。发病率的高低亦与放射剂量、时间和年龄等相关。

2.*化学因素*　职业性苯接触、接受如美法仑和亚硝基脲等烷化剂治疗的患者白血病的发生率显著增高。治疗银屑病的药物乙双吗啉亦证实与急性早幼粒细胞白血病(APL)的发病相关。吸烟亦可能与白血病发病相关。化学因素所致的白血病多为AML。

3.*生物因素*　第一个被发现与成人T细胞白血病/淋巴瘤(ATL)有关的逆转录病毒是人类T淋巴细胞病毒Ⅰ型(HTLV-1)。研究证实该病毒可以由母体向胎儿垂直传播，亦可通过血制品输注、性接触而横向传播。

4.*遗传因素*　约7‰的患者表现为家族性发病。而同卵双胎中，如一人发生白血病，另一人的发病率可高达1/5，较异卵双生者高12倍。Down综合征、先天性再生障碍性贫血(Fanconi贫血)、先天性血管扩张红斑病(Bloom综合征)及先天性免疫球蛋白缺乏症等遗传学疾病，其白血病发病率均较高。

5.*其他血液病*　某些血液病如慢性白血病、骨髓增生异常综合征、淋巴瘤、骨髓增殖性肿瘤如原发性血小板增多症、骨髓纤维化和真性红细胞增多症、多发性骨髓瘤、阵发性睡眠性血红蛋白尿等均可能进展成急性白血病。

关于白血病的发生，目前较为公认的是所谓的“二次打击”学说。一般而言，可至少分为两个阶段：首先是各种原因所致的单个细胞内基因的决定性突变，激活某种信号通路，导致克隆性异常造血细胞生成和凋亡受阻，进而强势增殖；随后进一步的遗传学改变（如某种融合基因的形成），可能会涉及某些关键转录因子，导致分化阻滞、紊乱，最终引起白血病。

【分类】

AL 可分为急性髓细胞白血病（AML）和急性淋巴细胞白血病（ALL）两大类。目前较为流行的分类标准包括法美英（FAB）分型和世界卫生组织（WHO）分型两种。

（一）AL **法美英**（FAB）**分型**

1.AML 的 FAB 分型　M_0（急性髓细胞白血病微分化型，AML）：骨髓原始细胞＞30％，无嗜天青颗粒及 Auer 小体，核仁明显，髓过氧化物酶（MPO）及苏丹黑 B 阳性细胞＜3％；电镜下 MPO 阳性；CD33 或 CD13 等髓系标志可呈阳性，淋巴系抗原常为阴性，血小板抗原阴性。

M_1（急性粒细胞白血病未分化型，AML without maturation）：原粒细胞（Ⅰ型＋Ⅱ型，原粒细胞质中无颗粒为Ⅰ型，出现少数颗粒为Ⅱ型）占骨髓非红系有核细胞（NEC，指不包括浆细胞、淋巴细胞、组织嗜碱细胞、巨噬细胞及所有红系有核细胞的骨髓有核细胞计数）的 90％以上，其中至少 3％以上的细胞为 MPO 阳性。

M_2（急性粒细胞白血病部分分化型，AML with maturation）：原粒细胞占骨髓 NEC 的 30％～89％，其他粒细胞＞10％，单核细胞＜20％。

我国将 M_2 又分为 M_{2a} 和 M_{2b}，后者由我国学者提出，特点为骨髓中原始及早幼粒细胞增多，但以异常的中性中幼粒细胞为主，有明显的核浆发育不平衡，核仁常见，此类细胞＞30％。

M_3（急性早幼粒细胞白血病，APL）：骨髓中以颗粒增多的早幼粒细胞为主，此类细胞在 NEC 中＞30％。

M_4（急性粒-单核细胞白血病，AMML）：骨髓中原始细胞占 NEC 的 30％以上，各阶段粒细胞占 30％～80％，各阶段单核细胞＞20％。

M_4Eo：除上述 M_4 型的特点外，嗜酸性粒细胞在 NEC 中≥5％。

M_5（急性单核细胞白血病，AMoL）：骨髓 NEC 中原单核、幼单核及单核细胞≥80％。原单核细胞≥80％为 M_{5a}，＜80％为 M_{5b}。

M_6（红白血病，EL）：骨髓中幼红细胞≥50％，NEC 中原始细胞（Ⅰ型＋Ⅱ型）≥30％。

M_7（急性巨核细胞白血病，AMeL）：骨髓中原始巨核细胞≥30%。血小板抗原阳性，血小板过氧化物酶阳性。

2.ALL 的 FAB 分型

L_1 原幼淋巴细胞以小细胞（直径≤12μm）为主，胞质少，核型规则，核仁小而不清楚。

L_2 原幼淋巴细胞以大细胞（直径>12μm）为主，胞质较多，核型不规则，常见凹陷或折叠，核仁明显。

L_3 原幼淋巴细胞以大细胞为主，大小一致，胞质多，内有明显空泡，胞质嗜碱性，染色深，核型规则，核仁清楚。

（二）AL 世界卫生组织（WHO）分型

WHO 分型是基于 FAB 分型，结合形态学、免疫学、细胞遗传学和分子生物学制定而成的，即所谓的 MICM 分型，其更能适合现代 AL 治疗策略的制定。

1.AML 的 WHO 分型（2008 年）

（1）伴重现性遗传学异常的 AML。

AML 伴 t(8;21)(q22;q22)；RUNXl-RUNX1T1；

AML 伴 inv(16)(p13.1q22)或 t(16;16)(p13.1;q22)；CBFβ-MYH11；

APL 伴 t(15;17)(q22;q12)；PML-RARa；

AML 伴 t(9;11)(p22;q23)；MLL-MLLT3；

AML 伴 t(6;9)(p23;q34)；DEK-NUP214；

AML 伴 inv(3)(q21q26.2)或 t(3;3)(q21;q26.2)；RPNl-EVI1；

AML(原始巨核细胞性)伴 t(1;22)(p13;q13)；RBM15-MKL1；

AML 伴 NPM1 突变(暂命名)；

AML 伴 CEBPA 突变(暂命名)。

（2）AML 伴骨髓增生异常相关改变。

（3）治疗相关的 AML。

（4）非特殊类型 AML(AML，NOS)。

AML 微分化型；

AML 未分化型；

AML 部分分化型；

急性粒一单核细胞白血病；

急性单核细胞白血病；

急性红白血病；

急性巨核细胞白血病；

急性嗜碱性粒细胞白血病；

急性全髓增生伴骨髓纤维化。

(5)髓系肉瘤。

(6)Down 综合征相关的髓系增殖。

短暂性异常骨髓增殖(TAM)；

Down 综合征相关的髓系白血病。

(7)母细胞性浆细胞样树突细胞肿瘤。

2.ALL 的 WHO 分型(2008 年)

(1)前体 B 细胞 ALL(B-ALL)。

①非特殊类型的 B-ALL(B-ALL,NOS)；

②伴重现性遗传学异常的 B-ALL。

B-ALL 伴 t(9;22)(q34;q11),BCR/ABL；

B-ALL 伴 t(v;11q23);MLL 重排；

B-ALL 伴 t(12;21)(p12;q22);TEL-AML1(ETV6-RUNX1)；

B-ALL 伴超二倍体；

B-ALL 伴亚二倍体；

B-ALL 伴 t(5;14)(q31;q32);IL3-IGH；

B-ALL 伴 t(1;19)(q23;p13);E2A-PBX1(TCF3-PBX1)。

(2)前体 T 细胞 ALL(T-ALL)。

(3)Burkitt 型白血病。

【临床表现】

AL 的起病急缓不一,可起病隐袭,数周至数月内逐渐进展,亦可急骤起病。临床表现主要与正常骨髓造血功能受抑和白血病细胞浸润相关,多无特异性。

(一)正常骨髓造血功能受抑表现

白血病细胞大量增殖可造成骨髓中正常造血空间的减少,从而抑制正常白细胞(WBC)、红细胞(RBC)和血小板(PLT)的生成,引起贫血、发热和出血等相关临床表现。

1.*贫血* 贫血常为白血病的首发症状,半数患者就诊时即有重度贫血,尤以继发于骨髓增生异常综合征(MDS)者多见。多为正常细胞性贫血,进行性加重。表现为面色苍白、虚弱、头昏甚至呼吸困难等。年老体弱患者可诱发心血管症状。

2.*发热* 发热亦为白血病患者的早期表现,主要与粒细胞缺乏所致的感染或白血病本身发热有关，但后者发热多不超过 38.5℃。热度可从低热至高热不等，热型亦不定。常见感染部位有口腔、上呼吸道、肺部、肛周及全身（败血症）等。因正常粒细胞减少，局部炎症症状可以不明显。最常见的致病菌为革兰阴性杆菌，其次为革兰阳性球菌。因伴有免疫功能缺陷，还可能出现病毒、真菌、原虫等感染。

3.出血　40％患者以出血为早期表现，病情轻重不一，主要与凝血功能异常和血小板减少有关。表现为鼻出血、牙龈出血、皮肤瘀点瘀斑、月经过多等。严重者可出现颅内出血，表现为呕吐、头痛、双侧瞳孔不对称，甚至昏迷、死亡。约 62％AL 患者死于出血，其中 87％为颅内出血。弥散性血管内凝血(DIC)常见于 APL，表现为全身广泛性出血。

（二）白血病细胞浸润表现

1.淋巴结和肝脾肿大　淋巴结肿大以 ALL 多见，可发生于颈部、腋下和腹股沟、腹膜后等处，质地中等，无触痛和粘连。可有轻至中度肝脾大，但如继发于骨髓增殖性肿瘤，可有巨脾。

2.粒细胞肉瘤　又称绿色瘤，见于 2％～14％AML 患者，因原始细胞聚集于某一部位，富含的 MPO 使切面呈绿色而得名。一般累及骨膜，以眼眶部多见，可引起眼球突出、复视或失明等症状。

3.口腔和皮肤　牙龈增生和肿胀见于白血病细胞牙龈浸润；而皮肤浸润时可出现蓝灰色斑丘疹或皮肤粒细胞肉瘤，局部皮肤隆起变硬，以 AML 的 M_4 和 M_5 多见。如出现发热、肢端皮肤红色斑丘疹或结节，皮肤组织病理检查见皮层大量成熟中性粒细胞浸润，称为 Sweet 综合征。

4.骨骼和关节　骨髓腔内白血病细胞过度增殖时，常有胸骨下端的局部压痛，具有一定特异性。白血病细胞浸润至骨膜、骨和关节可引起骨骼和关节疼痛。骨髓坏死时可出现骨骼剧痛。

5.中枢神经系统白血病(CNSL)　以儿童、高白血病细胞、ALL 和 M_5 患者多见，常发生在缓解期，少数患者亦可以 CNSL 为首发表现。由于大部分化疗药物难以透过血脑屏障，不能有效杀灭隐藏于 CNS 的白血病细胞，从而导致髓外复发。临床表现为头痛、恶心、呕吐、颈项强直、抽搐及昏迷等，少数患者可无症状。脊髓浸润可发生截瘫，神经根浸润可产生各种麻痹症状。诊断标准为：有中枢神经系统症状和体征；有脑脊液常规、生化的改变，细胞学涂片中见到白血病细胞；排除其他原因造成的中枢神经系统或脑脊液的相似改变。其中涂片可见白血病细胞为确诊指标。

6.胸腺　前纵隔（胸腺）肿块可见于约 10％的 ALL 患者，多为T-ALL。巨大的前纵隔肿块可压迫大血管和气管，甚至引起上腔静脉压迫综合征或上纵隔综合征，出现呼吸困难、咳嗽、发绀、颜面浮肿、颅内压增高等临床表现。

7.睾丸　表现为单侧、无痛性肿大，多见于ALL化疗缓解后的男性幼儿或青年，是髓外复发除中枢神经系统之外的常见部位之一。

8.其他　白血病细胞还可累及胸膜、肺、心、消化道、泌尿系统等，可无或有相应临床表现。儿童患者的扁桃体、阑尾或肠系膜淋巴结被浸润时，常易误诊为外科疾病。

【实验室检查】

（一）血象

WBC增高见于大部分患者，也有不少患者WBC计数正常或减少，低者可＜1.0×10^9/L，称为白细胞不增多性白血病，而超过10×10^9/L者称为白细胞增多性白血病；超过100×10^9/L称高白细胞性白血病。外周血涂片检查常可见原始和（或）幼稚细胞，但白细胞不增多性患者可能缺如。大部分患者伴有不同程度的贫血和血小板降低。

（二）骨髓象

骨髓细胞形态学检查是诊断AL的基础。骨髓增生多明显活跃或极度活跃，约10%的AML增生低下，称为低增生性AL，但需骨髓活检证实。原始细胞占全部骨髓有核细胞≥30%（FAB分型标准）或≥20%（WHO分型标准）。大部分患者骨髓象中的原始、幼稚细胞显著增多，而较成熟的中间阶段细胞（如中、晚幼粒细胞）缺如，并残留少量成熟粒细胞，形成“裂孔”现象。正常的巨核细胞和幼红细胞减少。Auer小体常见于AML，不见于ALL。

（三）细胞化学

结合细胞学和化学染色，在结构完整的白血病细胞中原位显示其化学成分及其分布，是鉴别各类AL简单易行的重要依据。

（四）免疫学

根据白血病细胞表达的系列相关抗原确定其来源，如淋巴系T/B、粒-单系、红系、巨核系，后三者统称为髓系。白血病免疫分型欧洲组（EGIL）提出了免疫学积分系统，可将AL分为以下4型：①急性未分化型白血病（AUL），髓系和T或B系抗原积分均≤2；②急性混合细胞白血病或急性双表型（白血病细胞同时表达髓系和淋巴系抗原）或双克隆（两群来源于各自干细胞的白血病细胞分别表达髓系和淋巴系抗原）或双系列（除白血病细胞来自同一干细胞外余同双克隆型）白血病，髓系和B或T淋巴系积分均＞2；③伴有髓系抗原表达的ALL（My^+ ALL），T或B淋巴系积分＞2 同时髓系抗原表达，但积分≤2，和伴有淋巴系抗原表达的 AML（Ly^+ AML）髓系积分＞2 同时淋巴系抗原表达，但积分≤2；④单表型 AL，表达淋巴系（T 或 B）者髓系积分为 0，表达髓系者淋巴系积分为 0。

特定的免疫表型与细胞形态、染色体改变有一定的关联：如 M_3 细胞 CD13 和 CD33 强阳性，而 HLA-DR 表达缺失；伴 t(8;21)的 AML 常伴有 B 细胞表面标志 CD19 和 CD79a；高表达 CD34 和 CD117 的白血病细胞往往分化较差。

（五）细胞遗传学和分子生物学

染色体核型异常见于半数以上 AL 患者。AML 最常见的染色体改变为 t(8;21)、t(15;17)、inv(16)、＋8、＋21 等；而成人 ALL 中最常见的是 Ph 染色体。许多染色体异常伴有特定基因的改变：如 M3t(15;17)(q22;q21)为 15 号染色体上的 PML（早幼粒白血病基因）与 17 号染色体上 RARa（维 A 酸受体基因）形成 PML/RARα 融合基因。

（六）血液生化改变

血清乳酸脱氢酶常升高，AML 中以 M_4 和 M_5 多见，但增高程度较 ALL 低。血和尿中尿酸浓度增高较常见，特别是化疗期间。血清和尿溶菌酶活性增高见于 M_5 和 M_4，而 ALL 常降低。如发生 DIC 或纤溶亢进，相应的凝血检测可出现异常。合并 CNSL 时，脑脊液压力增高，WBC 增多（$>0.01\times10^9$/L），蛋白质增多（＞450mg/L），而糖定量减少，细胞学涂片中找到白血病细胞是确诊 CNSL 的标准。

【诊断和鉴别诊断】

（一）诊断

依据临床表现、血象和骨髓细胞学检查诊断 AL 一般不难。但初诊患者应尽可能完善 MICM 检查，以综合判断患者预后、进行危险度分层并制定相应的治疗方案。

（二）鉴别诊断

1.*类白血病反应* 是指患者在某些情况下出现外周血白细胞显著增高，可出现中、晚幼粒细胞；骨髓粒系左移，有时原始细胞会增多。但类白血病是正常骨髓对某些刺激信号作出的一种反应，有明确的原发病，血液学异常指标随原发病的好转而恢复；NAP 活力显著增高；无 Auer 小体。常见于各种感染、中毒、恶性肿瘤、变态反应性疾病以及急性失血、溶血性贫血、组织损伤等。

2.MDS MDS 的 RAEB 型外周血和骨髓中均可出现不同比例的原始和（或）幼稚细胞，但骨髓中原始细胞小于 20％，同时伴有病态造血，易与 AL 鉴别。

3.再生障碍性贫血(AA)及特发性血小板减少性紫癜(ITP)　主要与 WBC 不增多性白血病相区别。根据骨髓细胞学检查和 AL 的临床浸润征象不难鉴别。

4.传染性单核细胞增多症(IM)　可有类似的发热、淋巴结和肝脾肿大等临床表现。但外周血出现较多异型淋巴细胞,其形态不同于原始细胞,骨髓细胞学检查原始和(或)幼稚细胞比例正常;血清中嗜异性抗体效价逐步上升;可检测出 EB 病毒标志物;病程短,为自限性疾病。

【治疗】

AL 确诊后即应尽量完善 MICM 检查,根据结果进行预后分层,同时结合患者基础状况、经济能力和自身意愿等情况,制定个体化治疗方案并及早治疗。拟进行造血干细胞移植(HSCT)的患者应尽早行 HLA 配型。

(一)抗白血病治疗

1.治疗策略

(1)诱导缓解治疗:为白血病治疗的第一阶段,应用联合化疗使患者迅速获得完全缓解(CR)。完全缓解即为白血病的症状和体征消失,外周血中性粒细胞绝对值$\geqslant 1.5\times 10^9$/L,PLT$\geqslant 100\times 10^9$/L,无白血病细胞;骨髓中原粒细胞(原单+幼单核细胞或原淋+幼淋巴细胞)$\leqslant 5\%$,M_3 则要求原粒+早幼粒细胞$\leqslant 5\%$且无 Auer 小体,同时红细胞及巨核细胞系正常;无髓外白血病。最理想的 CR 状态为白血病免疫学、细胞遗传学和分子生物学异常均消失。

(2)缓解后治疗:目的为争取患者的长期无病生存(DFS)和痊愈。初治时患者体内的白血病细胞总量约为 $10^{10}\sim 10^{12}$ 个,诱导缓解达 CR 时,体内仍残留部分白血病细胞,称为微小残留病(MRD),其数量约为 $10^8\sim 10^9$,所以 CR 后治疗必须进行,防止复发。包括巩固、强化和维持治疗。

2.AML 的治疗

(1)诱导缓解(APL 除外):最常用的是蒽环/蒽醌类药物联合阿糖胞苷(Ara-C)组成的“3+7”方案:蒽环/蒽醌类药物,静脉注射,第 1～第 3 天;联合 Ara-C 100～200mg/(m^2 · d),静脉滴注,第 1～第 7 天。蒽环/蒽醌类药物主要有柔红霉素(DNR)、米托蒽醌(MIT)和去甲氧柔红霉素(IDA),其中 DNR 最为常用。提高蒽环/蒽醌类药物剂量或采用高剂量 Ara-C(HD Ara-C)不能提高 CR 率,但对延长缓解期有利。国内采用生物酯碱——高三尖杉酯碱(HHT)联合 Ara-C 诱导治疗 AML,CR 率为 60%～65%。

诱导化疗后早期(+7 天)应复查骨髓象,了解残留白血病水平和骨髓增生程度并据此及时调整治疗强度,可有效提高诱导缓解率:①对于应用标准剂量 Ara-C

诱导患者：如有明显的残留白血病（≥10%），可考虑重复上述方案化疗（双诱导治疗）或等待观察（特别是对于骨髓增生低下者）；如残留白血病细胞<10%而无增生低下，可考虑蒽环/蒽醌类药物联合标准剂量阿糖胞苷化疗或等待恢复；如残留白血病细胞<10%且增生低下则应等待恢复。②对于应用中剂量 Ara-C 诱导患者：如残留白血病≥10%，按诱导失败对待；如残留白血病细胞<10%而无增生低下，可考虑小剂量阿糖胞苷预激化疗或等待恢复；如残留白血病细胞<10%且增生低下则应等待恢复。

如患者有前驱血液病病史或为治疗相关性 AML，除可采用上述方案外，还可考虑加入合适的临床试验或进行异基因造血干细胞移植。

1 个疗程即获 CR 者 DFS 较 2 个疗程诱导才达 CR 者高，如 2 个标准疗程仍未达 CR 者，提示原发耐药，需更换化疗方案，一旦获得 CR 即应进行异基因 HSCT。

（2）APL 诱导缓解治疗：初治 AML 患者一旦疑诊 APL 即应尽早开始全反式维 A 酸（ATRA）口服治疗直至缓解，剂量一般为 25～45mg/(m^2·d)，如随后细胞遗传学或分子生物学未能证实则按一般的 AML 进行治疗。ATRA 通过诱导带有 PML-RARα 融合基因的早幼粒白血病细胞分化成熟达到治疗目的。ATRA 联合蒽环类药物为主的化疗是目前较为公认的标准诱导方案，如不能耐受化疗者应应用 ATRA＋砷剂（三氧化二砷，ATO）治疗。维 A 酸综合征（RAS）多见于应用 ATRA 诱导过程中，发生率 3%～30%，可能与细胞因子大量释放和黏附分子表达增加有关。临床表现为发热、体重增加、呼吸窘迫、肺间质浸润、胸腔积液、心包积液、水肿、肌肉骨骼疼痛、低血压、急性肾衰竭等。初诊时 WBC 较高或治疗后迅速上升者易发生 RAS。治疗包括暂停 ATRA、化疗、高剂量地塞米松（10mg，静脉注射，每日 2 次）和吸氧、利尿等。APL 合并出血者应输注新鲜冰冻血浆、冷沉淀和血小板。国内 ATRA＋砷剂±化疗也可作为 APL 一线诱导治疗，特别是对于具有高危因素的患者。

（3）缓解后治疗：①AML 患者 CNSL 的发生率远较 ALL 低，CR 后应行脑脊液检查并预防性鞘内注射化疗药物的适应证包括：初诊时白细胞≥100×10^9/L，M_4/M_5。②AML 比 ALL 的治疗时段明显缩短。但 APL 用 ATRA 获得 CR 后，仍需蒽环类药物为基础的化疗（如为高危患者，即初治时 WBC≥10×10^9/L，应加用中大剂量 Ara-C）、ATRA 以及砷剂等药物交替维持治疗 2～3 年。AML CR 后可采用 HD Ara-C 方案（2～3g/m^2，每 12 小时 1 次，静滴 3 小时）巩固强化，连用 6～8个剂量，单用或与安吖啶、MIT、DNR、IDA 等联用。伴有累及 CBF 融合基因的 AML 适用 HD Ara-C 巩固强化至少 3～4 个疗程，长期维持治疗已无必要。缓解后化疗根据患者的细胞遗传学/分子生物学指标进行危险度分级，建议：①高危组首选异基因 HSCT，移植前至少行一疗程的巩固化疗；②中危组，可行 1～2 疗程化疗后行自体或异基因 HSCT，或行多疗程（一般为 3～4 个）中、大剂量 Ara-C 化疗，或≥6 疗程的标准剂量缓解后化疗；③低危组首选多疗程中、大剂量 Ara-C 化疗，1～2 个疗程化疗后进行自体 HSCT 或≥6 疗程的标准剂量缓解后化疗也可选用。

通过多色流式细胞术、FISH、定量 PCR 等技术监测患者体内 MRD 水平可有效预警白血病复发。巩固治疗后 MRD 持续高水平或先降后升，高度提示复发风险。

（4）复发、难治性 AML 的治疗：约 20％患者标准方案化疗无法获得 CR_1，同时很多患者 2 年内会复发，对于复发难治患者目前缺乏有效的治疗方法。进行异基因 HSCT 仍是目前较好的可能获得长期缓解的治疗措施，通过挽救方案化疗获得缓解后再进行移植有利于提高移植疗效。可选用的化疗方案有：①HD Ara-C 为基础的联合化疗：年龄 60 岁以下、身体状况及支持条件较好者，可选用。②新型无交叉耐药的药物组成的联合化疗：如新型烷化剂——cloretazine、核苷酸类似物——氯法拉滨、靶向药物如 FLT-3 抑制剂以及髓系单克隆抗体等。③预激方案化疗（如粒细胞集落刺激因子 G-CSF＋阿克拉霉素＋Ara-C）。④对于年龄≥60 岁、全身状况较差的患者可仅进行支持治疗，加入临床试验或使用新药治疗。APL 复发者用砷剂治疗仍有效。供体淋巴细胞输注（DLI）、二次移植适用于异基因 HSCT（allo-HSCT）后复发患者。

3.ALL 的治疗

（1）诱导缓解：由长春新碱（VCR）和泼尼松（P）组成的 VP 方案，是目前 ALL 诱导缓解的基本方案，儿童可获得 95％的 CR 率，而成人 ALL 约为 50％，但易复发，CR 期不长。目前已证实，白血病的治疗关键在于早期阶段，因此主张早期即采用强烈的联合化疗方案，在短期内达到 CR，最大程度地杀灭白血病细胞，减少微量残留白血病细胞数量，有效防止耐药形成。DVLP 方案现为 ALL 诱导的推荐标准方案[DNR＋VCR＋左旋门冬酰胺酶（L-ASP）＋P]，CR 率约为 75％～92％。DVLP 基础上加用环磷酰胺（CTX）或 Ara-C，可提高 T-ALL 的 CR 率和 DFS。CTX 可导致出血性膀胱炎，常用美司钠预防。hyper-CVAD 作为 ALL 的诱导治疗，CR 率也可达 90％以上。成熟 B-ALL 可应用高剂量甲氨蝶呤（HD-MTX）＋高剂量 CHOP（COPADM 方案）治疗，CR 率 70％～80％，DFS 为 50％。Ph＋ALL 为极高危患者，诱导化疗期间应联合应用伊马替尼，可有效提高 CR 率，并减少继发耐药的发生。青少年和年轻成人 ALL 可参照儿童治疗方案，酌情增加化疗药物的剂量，可获得更好疗效。

(2)缓解后治疗：缓解后的巩固强化和维持治疗十分必要，应根据危险度分级进行个体化治疗。儿童高危或极高危组 ALL 应首选在 CR_1 时行 allo-HSCT。如未行 allo-HSCT，ALL 总疗程一般需 3 年。为克服耐药并在脑脊液中达到治疗药物浓度以防治 CNSL，目前较为常用的方案是 HD AraC($1\sim3g/m^2$)和 HD MTX($2\sim3g/m^2$)。HD MTX 的常见不良反应是严重黏膜炎，在应用后需加用甲酰四氢叶酸钙解救。巯嘌呤(6-MP)和 MTX 联用是普遍采用的有效维持方案。成人 ALL 的 5 年生存率约为 30%～40%。

(3)CNSL 的防治：CNSL 较常见于 ALL 患者，是最常见的髓外白血病之一。CNSL 防治措施包括鞘注化疗药物、大剂量全身化疗和颅脑照射，预防一般采用前两种方法。预防性鞘注通常在 ALL 缓解后开始，可联合鞘内注射地塞米松、MTX 或(和)Ara-C，共 4～6 次。如确诊为 CNSL 则需每周鞘注两次，直至脑脊液检查正常再每周一次，连续4～6周；对未曾接受过照射的 CNSL 亦可采用 HD MTX(或 HD Ara-C)化疗联合中枢神经系统照射(12～18Gy)。

(4)睾丸白血病治疗：单独应用化疗药物一般疗效不佳，必须进行放射治疗，即使仅有单侧睾丸肿大也要进行双侧照射和全身化疗。

(5)HSCT：auto-HSCT 虽然复发率较高，但因有无需寻找供者、费用较低且无移植物抗宿主病(GVHD)风险等优点，可选择性应用于部分标危或中危患者。allo-HSCT 是目前唯一可能治愈 ALL 的手段，长期存活率约为 40%～65%。主要适应证为：① CR_1 期高危或极高危 ALL：伴有高危染色体异常如 t(9;22)、t(4;11)、+8；初诊时 WBC $>100\times10^9/L$的 T-ALL 或$>30\times10^9/L$ 的前 B-ALL；诱导化疗 6 周后 MRD$>10^{-2}$且在巩固维持期持续存在或不断增高者；达 CR 时间>4～6周者；②第二次缓解期(CR_2)ALL：CR_1 持续时间<30 个月或者 CR_1 期 MRD 持续高水平；③复发难治性 ALL。

(6)ALL 复发治疗：一般为骨髓复发，髓外复发多为 CNS 和睾丸。单纯髓外复发者多可同时发现骨髓 MRD，血液学复发随后出现；因此目前主张进行髓外局部治疗的同时，应进行全身化疗。ALL 一旦复发，即使化疗后再次达 CR，但通常均较为短暂(中位时间 2～3 个月)，长期生存率 5%，应尽早进行 allo-HSCT 或二次移植。

4.老年 AL 的治疗　大于 60 岁的 AL 中，由继发于某些理化因素、MDS 转化而来，不良核型、耐药、重要器官功能不全者多见，疗效不佳，治疗应特别强调个体

化。多数患者化疗需降低剂量，有条件的单位应鼓励患者加入合适的临床试验。有 HLA 相合的同胞供体者可行降低强度预处理 HSCT（RIC-HSCT）。部分患者如预测耐受性较差，可选择仅进行支持对症治疗。

（二）一般治疗

1.紧急处理高白细胞血症　循环血液中 WBC>100×10^9/L 时，患者可产生白细胞淤滞症，表现为呼吸困难、低氧血症、颅内出血、言语不清、阴茎异常勃起等，其机制为：由于血中大量的白细胞（主要为白血病细胞）在微循环中淤滞，导致血黏滞度增高，血流减缓，极易在脑、肺、肾、腹腔等形成血管栓塞，同时由于白血病细胞浸润破坏血管壁导致出血、水肿，以及因大量白血病细胞崩解释放出促凝物质，形成 DIC。故病理学检查往往表现为白血病血栓梗死与出血并存。白细胞淤滞症发生后短期死亡率极高，应紧急处理，处理的关键是迅速降低周围血中的白细胞。当血 WBC>100×10^9/L 时首选使用血细胞分离机（APL 除外）去除 WBC，但对技术设备要求较高、价格较昂贵，故患者应同时给以化疗药物及水化碱化等综合治疗，预防肿瘤溶解综合征的发生。化疗药物可选用：AML 可用羟基脲 6～10g/d，分次服用；ALL 用地塞米松 10mg/m^2，静脉注射，联合或不联合其他化疗药物（如 CTX）。

2.防治感染　严重的感染是 AL 主要的死亡原因之一，因此防治感染非常重要。对于粒细胞减少，特别是化疗后患者，因可持续相当长时间，同时化疗常致黏膜损伤，故患者宜隔离于消毒隔离病房或层流病房中，所有医护人员和探访者均应洗手、消毒、佩戴口罩以预防交叉感染。食物和食具应先灭菌。G-CSF 或粒-单核系集落刺激因子（GM-CSF）的应用可有效缩短粒细胞缺乏期，可用于 ALL 和老年、强化疗或伴感染的 AML。如出现发热等感染症状，应积极寻找感染源、病原体并迅速经验性应用抗生素治疗，待病原学结果出来后调整抗感染药物。

3.成分输血　PLT 过低有严重出血的风险，可输注单采血小板，维持 PLT≥10×10^9/L；如合并发热和感染者应适当放宽输注指征；严重贫血患者应吸氧、输浓缩红细胞，维持 Hb>60g/L，甚至 80g/L 以上，但白细胞淤滞时应慎重，以免增加血黏度。成分血均建议行白细胞过滤并经辐照（约 25Gy）处理灭活淋巴细胞后再输注，以减少输血反应及输血后移植物抗宿主病（GVHD）的发生。

4.代谢并发症　白血病细胞负荷较高者，尤其是高白细胞患者化疗期间，因细胞大量崩解，容易产生高尿酸血症、低钙血症和高磷血症等代谢紊乱，甚至高钾血症和急性肾功能不全。因此临床上应密切监测生化指标并充分水化（补液量>3L/d，每小时尿量>150mL/m^2）、碱化尿液，降低尿酸（别嘌呤醇，每次 0.1g，每日 3 次）。出现无尿和少尿即应按急性肾功能衰竭处理。

【预后】

AL若不经特殊治疗平均生存期仅数月。目前多强调对患者在初治时即完善MICM检测，进行危险度分层，实行个体化治疗，经过现代综合治疗，部分患者可获得长期存活。年龄较大与白细胞计数较高的AL患者，预后不良。对于ALL，无高危因素者预后最好，CR后经过巩固与维持治疗，大部分能够长期生存。成人ALL预后远不如儿童，3年以上存活率仅30%。M_3若能避免早期死亡则预后良好，多可治愈。AML患者，细胞遗传学以及基因突变情况可能更能提示疾病预后，如正常核型AML伴单独FLT3突变者，预后较差，伴单独NPM1突变者预后较好；而inv(16)及t(8;21)患者预后虽然相对较好，但如同时伴有KIT基因突变则预后较差。此外，继发于放化疗或MDS的白血病、达CR时间较长、早期复发、多药耐药、合并髓外白血病者预后均较差。

第三节　成年人T淋巴细胞白血病

成年人T淋巴细胞白血病(ATL)是发生于成年人外周T淋巴细胞的一种特殊类型的淋巴细胞恶性增殖性疾病。临床症状有淋巴结肿大、肝脾大、皮肤浸润、高血钙，伴或不伴溶骨性病灶以及间质性肺部浸润。现已知道，ATL和HTLV-Ⅰ型病毒感染有关。

【流行病学】

(1)1980年Poiez首先从1例成年人T细胞淋巴瘤的培养细胞株中分离出HTLV。

(2)日本西南部、美洲加勒比海地区以及非洲有HTLV流行，ATL高发。我国在福建等沿海地区有小流行。

(3)密切接触HTLV-Ⅰ抗体阳性病人的家庭成员罹患本病的可能性较一般人群高3～4倍。

【原因】

ATL的发生与人类T细胞白血病病毒Ⅰ型(HTV-Ⅰ)感染有关。患者血清HTLV-Ⅰ检查阳性高发区是日本Kyushi岛的南部，此处居民10%～15% HTLV-Ⅰ抗体阳性。

研究表明宿主易感性和(或)共同的环境条件与HTLV-Ⅰ感染有关。家族成员HTLV-Ⅰ抗体阳性率是正常人群的3～4倍，在抗体阳性临床正常的患者血清中可分离出HTLV-Ⅰ病毒。

【发病机制】

HTLV-Ⅰ感染后尚需长时间潜伏期才可能最终导致少数人罹患 ATL，这本身说明 ATL 发病的复杂性，迄今尚未最终阐明 ATL 的发病机制，诸多资料表明 ATL 发病可能与以下机制有关。

(1)调节蛋白 Tax：Tax 在 ATL 发病中可能存在以下作用：①激活 IL-2 启动子及 IL-2Rα 亚单位，刺激 T 细胞自主生长，甚至启动 T 细胞永生化的形成，终至 ATL 的发生；②Tax 能加速细胞增殖周期中 G_1 期的进展并促进其进入 S 期，表达 Tax 的细胞增殖周期变短，细胞生长动力学增快；③Tax 介导的 NF-κB 活性改变在肿瘤发生中可能有一定作用。

(2)HTLV-Ⅰ感染者免疫功能降低：Tax 可使激活转化因子 β_1（TGFβ_1）表达水平升高，而后者对人细胞及体液免疫起抑制作用。HTLV-Ⅰ感染细胞后可出现由病毒编码的新的 HLA-Ⅰ和 HLA-Ⅱ抗原决定簇导致免疫功能紊乱，机体防御能力下降，为肿瘤的发生发展创造了条件。

(3)癌基因激活和抗癌基因失活：尽管 HTLV-Ⅰ并不编码癌基因但顺式激活机制仍可存在，如 Tax 可激活 c-fos 基因表明高效能反式活化蛋白 Tax 可能与启动恶性转化有关。另一个继发性事件是 p53 的突变，p53 是核磷酸蛋白，具有抑癌基因的作用。有资料表明 p53 突变与 ATL 发病有一定关联，但 Portis 等研究后认为 p53 基因功能失活并不引起肿瘤发生，但可能有促进肿瘤晚期恶性增殖效应。

(4)ATL 出现大量异常淋巴细胞浸润与血浆中血管内皮生长因子(VEGF)水平增加有关。资料表明 ATL 细胞系表达 VEGF mRNA 并分泌到细胞外环境中，同时 ATL 细胞系也表达 VEGF 受体 Flt-1(fms 样酪氨酸激酶-1)的 mRNA 和蛋白，而 VEGF 仅能与 Flt-1 表达细胞有效结合，致使 ATL 细胞趋化活性增强，造成 ATL 细胞浸润组织和器官。

【分类】

(1)急性型。

(2)慢性型。

(3)淋巴瘤型。

(4)冒烟型。

【临床表现】

几乎所有患者均有淋巴结肿大，许多患者有广泛的淋巴结病变，大多数有腹膜后淋巴结肿大，但纵隔肿块很少见。骨髓常有白血病细胞浸润，其他常见受累部位有肺、肝、皮肤、胃肠道和中枢神经系统。

约 2/3 的患者可发生皮肤受累，大多数皮肤浸润患者可见局灶性的 ATL 细胞浸润或波特利埃微脓肿。

1.急性型　患者中位年龄为 40 岁，典型的表现为发病很急，主要是迅速进展的皮肤损害、高钙血症或两者并存。皮肤损害多种多样，如散在分布的瘤块融合的小结节、斑块、丘疹、非特异性红斑等。高钙血症患者常表现为乏力、表情淡漠、精神错乱、多尿、烦渴。

2.慢性型　可有淋巴结肿大、肝脾大、皮肤及肺浸润，无高钙血症，无中枢神经系统、骨、胃肠道浸润，无腹水及胸腔积液。

3.淋巴瘤型　淋巴结组织学证明为淋巴结病变，无白血病细胞浸润。

4.冒烟型　皮肤损害为其特征，可表现为红斑、丘疹、结节，可有肺浸润，一般无高钙血症，淋巴结肿大、肝脾大和骨髓浸润均较轻微，无中枢神经系统浸润。

【并发症】

(1)皮肤损害，骨破坏及高钙血症。

(2)免疫功能低下所致的感染。

【辅助检查】

1.外周血　与其他急性白血病不同，ATL 病人一般可无贫血和血小板减少，即使有贫血及血小板减少者，程度也较轻，重度贫血和血小板减少者较少见。白细胞数常增高，尤其见于急性型和慢性型病人，淋巴细胞占 10%～90%，淋巴细胞增多者亦主要见于急性和慢性型 ATL 病人。

2.骨髓象　淋巴细胞可少于 30%，也可多于 60%，见到多形核淋巴细胞是本病特征之一，约占外周血 10%以上。细胞化学见 PAS 阳性、酸性磷酸酶阳性、TdT 阴性、过氧化物酶阴性。

3.免疫表型　最常见的表型为 $CD4^{+}$、$CD8^{-}$，ATL 细胞常见复合表达为 $CD2^{+}$、$CD3^{+}$、$CD4^{+}$、$CD8^{-}$、$CD25^{+}$。

4.细胞遗传学　ATL 无单一突出的染色体易位，但有 28%累及 14 号染色体上 q32，15%累及 q11，7 号染色体三倍体、$6q^{-}$、$13q^{-}$、$14q^{+}$、$3p^{+}$ 也较为常见。

5.病毒学检查　用酶标免疫分析法或间接免疫荧光试验可检测抗 HTLV-Ⅰ抗体；用 RT-PCR 方法可检测肿瘤细胞 HTLV-Ⅰ病毒 RNA 表达，尤其 HTLV 原病毒 DNA 阳性对本病诊断意义较大；用 PCR 技术检测 HTLV-Ⅰ前病毒负荷有利于早期评估 ATL 瘤负荷。

6.生化检查　高钙血症 GOT、GPT、LDH、胆红素、碱性磷酸酶升高。

7.X 射线　胸部 X 线片可显示双肺有弥漫性浸润，髂骨 X 线平片常有溶骨性损害。

8.超声　浅表淋巴结肿大、腹膜后淋巴结肿大、肝脾肿大。

9.病理检查　淋巴结皮肤活检可见 ATL 细胞浸润。

【诊断】

1.国内诊断标准(1984 年全国部分省市 ATL 协作会议)

(1)白血病的临床表现:①发病于成年人;②有浅表淋巴结肿大,无纵隔或胸腺肿瘤。

(2)实验室检查:外周血白细胞常增高,多形核淋巴细胞(花细胞)占 10%以上;属 T 细胞型有成熟 T 细胞表面标志;血清抗 HTLV-Ⅰ抗体阳性。

2.ATL 国外诊断标准(Schimoyama Metal 1991)

(1)组织学及(或)细胞化学证明为淋巴细胞白血病伴 T 细胞表面抗原(主要为 $CD2^+$、$CD3^+$、$CD4^+$)。

(2)外周血必须有异常 T 淋巴细胞,包括典型成年人 T 淋巴白血病细胞(亦称花细胞及小而成熟的 T 细胞,细胞核有切入的凹陷或分叶核)。

(3)抗人类 T 淋巴细胞白血病病毒Ⅰ型(HTLV-Ⅰ)抗体阳性。

(4)Southern 杂交法可证明 HTLV-1 原病毒的单克隆整合。

3.ATL 亚型的诊断标准(Gessainetal 1992)

(1)冒烟型

①淋巴细胞总数正常,外周血异常 T 细胞>5%。

②无高血钙,LDH 正常。

③无淋巴结病变,无肝脾、中枢神经系统、胃肠道受累,无腹腔积液或胸腔积液。

④可有皮肤及肺损害。

⑤如果异常 T 细胞<5%,应有组织学证实的皮肤及肺损害。

(2)慢性型

①淋巴细胞绝对数增加($\geqslant 3.5\times10^9/L$),有异常 T 细胞及花细胞>5.0%。

②LDH 比正常值>2 倍。无高血钙,无中枢神经系统、骨、胃肠道浸润,无腹水及胸腔积液。

③可有淋巴结和脾、肝、肺、皮肤受累,并有活体组织检查证明。

(3)淋巴瘤型

①无淋巴细胞增加,异常 T 淋巴细胞<1%。

②组织学上阳性淋巴结病变,无白血病细胞浸润。

(4)急性型

①除外上述3型的ATL患者。

②常具有白血病的表现及淋巴结肿大病变。

③有组织学和(或)细胞学证实的T淋巴细胞肿瘤。

④HTLV-Ⅰ抗体阳性。

⑤高钙血症,LDH升高。

【鉴别诊断】

1.T细胞慢性淋巴细胞白血病　T细胞慢性淋巴细胞白血病的临床特点是起病迅速、肝脾大、淋巴细胞中度增多,常侵犯中枢神经系统、性腺及真皮深部。可根据异常T淋巴细胞形态及HTLV-Ⅰ抗体来鉴别。

2.蕈样肉芽肿　本病是皮肤恶性淋巴瘤,内脏受累往往在尸检时才能发现。除皮肤外,淋巴结最常受累。主要依据病理活检来鉴别。

3.Sezary综合征　红皮病如伴外周血受侵(循环中异常细胞占淋巴细胞比例>5%)即称为Sezary综合征,临床表现为剥脱性、浸润性红皮病和广泛淋巴结肿大,手、脚掌皮肤过度角化和增厚,常出现龟裂,指和趾甲营养不良和脱发常见。皮肤奇痒是其特征之一。由于抓挠常导致表皮脱落、渗出和结痂。主要依据病理鉴别诊断。

【治疗】

本病多依据临床分型不同而决定治疗策略。慢性型或冒烟型患者多采用对症支持治疗,以积极控制感染和改善脏器功能为主,当出现病情进展或急性转变时方可考虑采用积极治疗措施。急性型或淋巴瘤型ATL虽采用化学生物学等积极治疗措施,但疗效不佳,中位生存期2～6个月。

1.化学治疗　最常用的治疗方案为VEPA方案(长春新碱每周1mg,连用6周;环磷酰胺300mg/d,每周1～2次静脉注射;泼尼松40～60mg/d,每周3d;多柔比星(阿霉素)40～60mg/d,每3周1次)。

2.维A酸(全反式维A酸)　维A酸(ATRA)可能影响或阻断ATL细胞Tax/NF-KB信号通道,目前已用于化疗耐药的ATL患者临床治疗,临床疗效有待进一步验证。

3.干扰素　干扰素α-2b可用于ATL治疗,唯单用疗效欠佳,近来已有数篇报道干扰素α-2b与抗病毒药齐多夫定(叠氮胸苷)合用治疗ATL患者并获得一定疗效。White等采用干扰素α-2b 250万～1000万U,皮下注射,每日1次和齐多夫定(AZT)50～200mg口服,每日5次,治疗ATL患者18例,除6例无法评价疗效外,其中1例完全缓解持续21.6个月，2例部分缓解分别持续3.7个月和26.5个月。

4.*免疫治疗*　IL-2R(Tac)的单克隆抗体可用于ATL治疗。

5.*造血干细胞移植*　allo-HSCT用于ATL治疗可获一定疗效。

6.*有溶骨病变和高钙血症*　可用帕米膦酸二钠90mg，静脉注射，每月1次。

【注意事项】

(1)本病预后极差，日本淋巴瘤研究组报道854例ATL患者中位随访时间(从诊断时计算)为14个月，585例(68.5%)已死亡，269例(31.5%)仍存活，中位生存期仅6个月，2年和4年预期存活率为28%和12%。

(2)提示不良预后有关的因素有：①一般状况不佳；②高乳酸脱氢酶血症；③年龄>40岁；④多部位受累；⑤高钙血症；⑥ $CD4^-$ $CD8^-$；$CD4^+$ $CD8^+$ 或 $CD4^-$ $CD8^+$；⑦Ki-67>18%。

第四节　混合细胞白血病

混合细胞白血病是一组本质有相当大区别的急性白血病，指急性白血病中髓细胞系和淋巴细胞系共同累及的一组疾病。

【流行病学】

(1)混合细胞白血病占急性白血病的1.2%～1.5%。随着免疫学、分子生物学等诊断技术的发展，其诊断率有进一步提高的可能。

(2)中老年患者较多见，但亦可发生于儿童。

【病因】

在造血过程中，造血干细胞可分化为淋系和髓系细胞。在急性白血病发生过程中，转化的造血干细胞在克隆扩增过程中常伴有生长和分化异常，使某些患者的白血病细胞具有一系以上的表现型和基因型。

TdT是正常来源的B、T和白血病淋巴细胞的一种核苷酶。是ALL的特异性标记。在少数MPO阳性急性白血病患者有10%以上的TdT阳性细胞。白血病细胞同时表达淋髓二系标记可能是髓细胞保留了TdT，或恶性状态的TdT染色组受到抑制。TdT阳性前体细胞染色体组的抑制使淋巴系白血病细胞表达粒系细胞抗原。TdT^+/MPO^+原粒细胞是由于粒细胞或淋巴细胞相关的酶表达变异的结果。白血病粒细胞中存在TdT，表明保留早期分化相关抗原的多能干细胞受累。

许多患者在诱导分化治疗时导致表型转换，表明化学治疗可能对白血病祖细胞从淋巴系向髓系分化有直接影响。

【分类】

1.双表型　在单个白血病细胞同时表达2种不同细胞系的组织化学和免疫标记。若≥10%的恶性细胞显示淋巴细胞和髓系细胞的表型为双表型。

2.双细胞系型　白血病细胞具不均一性,不同的白血病细胞分别显示淋巴细胞和髓细胞系的表现,亦同时并存两种不同细胞系的原始细胞,此型又称双克隆性白血病。它是由不同的干细胞分别转化而发生的。

3.细胞系转变型　从一种白血病经化疗后未获缓解或缓解后复发转变为另一种白血病;或初治诊断为双克隆型白血病,治疗后显性克隆消失而出现其他克隆,即克隆扩展或克隆选择。

【临床表现】

本组病例除具有一般急性白血病的表现外,其较为突出的临床特点为外周血白细胞数高,高循环原始细胞,髓外浸润多,包括肝、脾、淋巴结、皮肤、纵隔及浆膜腔等,易发生脑膜白血病。

【并发症】

(1)白细胞淤滞症:如呼吸困难、头晕、言语不清等。

(2)脑膜白血病。

【辅助检查】

1.血象　常见贫血和血小板减少,白细胞数明显增高,可达(50～200)$\times 10^9$/L,血涂片中嗜酸性粒细胞占20%～90%,多数在60%以上,其中嗜酸性中幼粒及晚幼粒细胞增多为主。原粒及早幼粒细胞少见。

2.骨髓象　除原粒细胞比例增高外,嗜酸性粒细胞明显增多并有核左移。根据细胞形态可分为3型:①原粒细胞型:血象和骨髓均有原粒细胞增多。②幼稚细胞型:除骨髓幼稚嗜酸性粒细胞明显增多外,外周血中亦可见到此类细胞。③成熟细胞型:以成熟嗜酸性粒细胞增多为主,包括嗜酸性中、晚幼粒细胞增多,原粒细胞正常或稍增多。

3.染色体检查　常有8号和10号染色体的三体型、4q及45X,49XY等染色体的异常。

4.细胞培养　外周血细胞CFU-GM生长结果近似慢性粒细胞白血病,其生长方式结合染色体检查可用来区别嗜酸性粒细胞白血病与其他原因的嗜酸性粒细胞增多症。

5.实验室检查　根据临床表现、症状、体征,选择胸部X线片、CT、B超、心电图等检查。

【诊断】

急性混合细胞白血病或急性双表型(白血病细胞同时表达髓系和淋巴系抗原)或双克隆(两群来源于各自干细胞的白血病细胞分别表达髓系和淋巴系抗原)或双系列(除白血病细胞来自同一干细胞外,余同双克隆型)白血病,髓系和B或T淋巴系积分均大于2。

【鉴别诊断】

与急性淋巴细胞白血病或急性髓细胞白血病鉴别,主要依据细胞免疫组化。

【治疗】

兼顾淋、髓二系的混合方案联合化疗,但疗效均不满意。

【注意事项】

急性混合细胞白血病病情凶险,对化疗不敏感,预后差。有人认为,联合淋、髓诱导化疗方案易导致较高的早期病死率(25%),总的2年存活率为39.4%。

第五节 浆细胞白血病

浆细胞白血病(PCL)是一种起源于浆细胞的恶性克隆性疾病,以外周血和骨髓中浆细胞明显增多为其特征。大多数PCL为多发性骨髓瘤(MM)的终末期表现之一,称为继发性PCL(SPCL);少数PCL起病时即呈急性白血病(AL)的临床表现,称为原发性PCL(PPCL)。

【流行病学】

原发性急性浆细胞白血病患者发病年龄比多发性骨髓瘤年轻,起病急,占急性白血病的1%~2%。

【病因】

原发性PCL病因未明,继发性PCL可由多发性骨髓瘤,淋巴瘤,慢性淋巴细胞白血病,巨球蛋白血症等转变而来。

病理特征:异常浆细胞广泛浸润可遍及全身各组织,如浆细胞浸润骨髓破坏了骨髓外周血屏障,产生浆细胞白血病。

【分类】

1.原发性PCL(PPCL) 起病时即呈急性白血病(AL)的临床表现。

2.继发性PCL(SPCL) 多发性骨髓瘤(MM)的终末期表现。

【临床表现】

浆细胞白血病具有贫血,出血,继发感染,髓外浸润等急性白血病所共有的临床表现。

相对而言,原发性浆细胞白血病的发病年龄较轻,肝、脾及淋巴结肿大较显著,无M成分或M成分水平有限,溶骨性病变缺如或较少,对化疗反应相对较好。

继发性浆细胞白血病是多发性骨髓瘤的终末期,往往贫血,出血较重,M成分水平显著升高,溶骨性病变严重,对化疗耐药。

【并发症】

(1)浆细胞浸润胸膜可有胸腔积液。

(2)浆细胞浸润心脏可发生心律失常、心力衰竭。

(3)肾衰竭。

【辅助检查】

(1)贫血,血小板减少,白细胞计数增高,外周血白细胞分类中,浆细胞≥20%,或绝对数$\geq 2\times 10^9$/L。

(2)骨髓浆细胞增生,原始和幼稚浆细胞明显增多,伴形态异常。

【诊断】

(1)临床上呈现白血病的临床表现或多发性骨髓瘤的表现。

(2)外周血白细胞分类中,浆细胞≥20%,或绝对数$\geq 2\times 10^9$/L。

(3)骨髓浆细胞增生,原始和幼稚浆细胞明显增多,伴形态异常。

【鉴别诊断】

反应性浆细胞增多症是指一组由多种原因或原发疾病(如病毒感染、变态反应性疾病、结缔组织疾病、结核病及其他慢性感染性疾病、慢性肝病、恶性肿瘤以及再生障碍性贫血、粒细胞缺乏症、骨髓增生异常综合征等造血系统疾病)引起的以骨髓成熟浆细胞增多为特征的临床综合征。血清多克隆免疫球蛋白常增高,外周血可出现少量成熟浆细胞。与PCL鉴别要点:①骨骼疼痛:多发性骨髓瘤常见,反应性浆细胞增多症少见。②溶骨性损害:多发性骨髓瘤常见,反应性浆细胞增多症少见。③本周蛋白尿:多发性骨髓瘤常见,反应性浆细胞增多症少见。④免疫球蛋白增高:多发性骨髓瘤常见,为单克隆免疫球蛋白增高;反应性浆细胞增多症不常见,为多克隆免疫球蛋白增高。⑤骨髓浆细胞的百分比:多发性骨髓瘤多数大于10%,反应性浆细胞增多症一般小于10%。⑥骨髓浆细胞的成熟程度:多发性骨髓瘤多数是原始浆细胞和幼稚浆细胞,反应性浆细胞增多症一般为成熟浆细胞。⑦骨髓浆细胞的酸性磷酸酶积分:多发性骨髓瘤显著高于反应性浆细胞增多症。⑧骨髓浆细胞结节:多发性骨髓瘤常见,反应性浆细胞增多症罕见。⑨骨髓血管周围的浆细胞分布:多发性骨髓瘤不多见,反应性浆细胞增多症较多见。

【治疗】

对于原发性浆细胞白血病，可以试用治疗多发性骨髓瘤的M2方案或VAD方案，若效果不佳，再换用治疗急性白血病的联合化疗方案如柔红霉素，阿糖胞苷(Ara-C)，泼尼松联合化疗方案，或长春新碱、环磷酰胺、柔红霉素、泼尼松联合化疗方案。而对于继发性浆细胞白血病，因大多数已接受过治疗多发性骨髓瘤的联合化疗，且出现耐药或复发而发展为继发性浆细胞白血病，因此采用治疗多发性骨髓瘤的化疗方案往往不能奏效，故多应用治疗急性白血病的化疗方案。

【注意事项】

(1)继发性的浆细胞白血病预后差，平均生存期4.8个月。

(2)对于原发性浆细胞白血病患者预后因素的研究指出，影响预后的因素有二：一是对化疗的反应，若化疗有效，则存活期较长，若无反应，则存活期很短；二是染色体核型，原发性浆细胞白血病和多发性骨髓瘤相似，均有多种染色体异常和癌基因突变，其中亚二倍体核型和13号染色体单体或13q-：与预后不良有较为密切的关系。

第六节　肥大细胞白血病

肥大细胞白血病(MCL)为系统性组织肥大细胞病的白血病期，即组织嗜碱性细胞恶性增生，并侵犯血液与骨髓。肥大细胞内嗜碱性颗粒中含有核多糖、肝素、组胺、透明质酸及5-羟色胺。当这些颗粒释放时，上述一系列生物活性物质可以引起各种临床表现。

【流行病学】

(1)本病发病率低，MCL约占恶性肥大细胞肿瘤的15%。

(2)男性多于女性，原因不明。

【病因】

不少病例先有系统性肥大细胞增生症(SMCD)，以后转变为白血病，少数开始即以肥大细胞白血病发病。

MCL同样具有AML的病理和临床特点，仅浸润各脏器的细胞以肥大细胞为主，可出现淋巴结、肝、脾肿大，有时伴溶骨性损害。浸润皮肤是MCL的一大特点，典型的皮损为色素性荨麻疹，呈棕色斑疹或丘疹，可形成结节皮肤划痕试验阳性。

肥大细胞的胞质内含有能分泌各种活性物质的颗粒，其中分泌组胺，形成高组胺血症及相应的临床表现，是MCL的一组特殊征象，如皮肤潮红、瘙痒、支气管痉挛甚至发生低血压晕厥及休克，还可致顽固性胃、十二指肠溃疡，伴发出血穿孔等严重并发症。若释放肝素过多，可引发各种出血倾向。

【临床表现】

早期以皮肤损害为主，可表现为皮肤色素性荨麻疹，范围大小不等，色呈棕色，病损可为斑疹或高出于皮面的丘疹，有时可呈结节状，结节内含浸润的肥大细胞。皮肤划痕试验阳性。多发性皮肤损害随后转为全身性表现。但部分患者可有一个较长期的慢性、持续性、进行性过程。

当肥大细胞增多累及到淋巴结、肝、脾、骨、骨髓等处，体检时可有肝、脾及淋巴结肿大，X线检查见骨质硬化、骨小梁增厚，并有骨质破坏性病变。由于肥大细胞增多，可出现红斑、皮肤潮红、荨麻疹、水肿、瘙痒、头痛、血压突然下降、心动过速、腹痛、恶心、呕吐、腹泻、胃肠胀气及脂肪泻等。当冷环境、使用酒精或发热时可以诱发上述症状。偶见出血，其原因与肥大细胞嗜碱性颗粒释放肝素有关。消化道症状除恶心、呕吐、腹痛外，消化道溃疡的发病率也增加。

【并发症】

(1)皮肤损害。

(2)可致顽固性胃、十二指肠溃疡，伴发出血穿孔等严重并发症。

(3)若释放肝素过多，可引发各种出血倾向。

【辅助检查】

1.血象　常表现为轻度至中度贫血，血小板可减少或正常，白细胞数增高达$(10\sim150)\times10^9/L$，分类中肥大细胞明显增多。

2.骨髓象　增生明显活跃或极度活跃，有较多的组织嗜碱性细胞，嗜碱性粒细胞亦可增多，其他各系细胞受抑制，巨核细胞及血小板减少。

3.细胞化学　苏丹黑B(SB)和爱茜蓝染色阳性，氯乙酸酯酶和酸性磷酸酶阳性，过氧化物酶(POX)和α-萘酚酯酶阴性。

4.免疫表型　可出现髓系标记CD33阳性，说明其来源于髓系，而CD4及CD2说明其与T细胞系有关。

5.X线检查　显示骨质硬化或破坏。

6.B超　可有肝脾肿大，淋巴结肿大。

【诊断】

1.国内标准

(1)临床上除有白血病的临床表现外，还有肥大细胞增多症的表现。

①淋巴结、肝、脾肿大。

②肥大细胞释放组胺和其他物质引起的局部和全身变化。

a.皮肤潮红、色素性荨麻疹、皮肤瘙痒等。

b.发作性支气管痉挛、呼吸困难、心悸、低血压、晕厥、休克等症状。

c.肝素释放过多引起出血倾向。

(2)外周血中有肥大细胞(组织嗜碱性细胞)。

(3)骨髓中肥大细胞明显增多,占有核细胞的50%以上。

(4)尿内组胺增高。

(5)骨髓干抽或有皮肤浸润时需做活体组织检查确诊。

2.国外标准

(1)Travis等1986年提出的MCL诊断标准。

①临床有肥大细胞增生及白血病的表现。

②外周血肥大细胞≥10%。

③白血病细胞有非典型肥大细胞(幼稚肥大细胞)的特点。

④白血病细胞有肥大细胞的组化特征(出现异染颗粒、特异性酯酶阳性,POX阴性等)。

(2)WHO诊断标准:WHO分型将MCL归入肥大细胞增多症范畴。

①满足系统性肥大细胞增多症的标准:系统性肥大细胞增多症的标准如下。

主要标准:骨髓和(或)其他皮肤以外器官的病理切片中可见多灶性、致密的(15个及以上的肥大细胞聚集)肥大细胞浸润,肥大细胞需经类胰蛋白酶免疫组织化学或其他特殊染色证实。

次要标准如下:

a.骨髓和(或)其他皮肤以外器官的病理切片中浸润的肥大细胞25%以上,为纺锤状或形态不典型;或骨髓穿刺涂片中25%以上的肥大细胞为幼稚或不典型肥大细胞。

b.骨髓、外周血或皮肤以外器官可检测到KIT基因第816密码子的点突变。

c.骨髓、外周血或皮肤以外器官的肥大细胞共表达CD117、CD2和(或)CD25。

d.血清总的类胰蛋白酶持续>20ng/mL(存在相关的克隆性髓系疾病时该参数无效)。

符合1个主要标准和1个次要标准,或满足3个次要标准诊断成立。

②骨髓活检示不典型的、幼稚的肥大细胞弥漫性浸润,常为间质性浸润。

③骨髓穿刺涂片中肥大细胞≥20%。

④外周血肥大细胞占白细胞总数的≥10%。

变异型：即非白血性肥大细胞白血病应符合上述诊断标准的(1)～(3)项，但外周血肥大细胞比例<10%。

【鉴别诊断】

1.肥大细胞病　肥大细胞病也有高组胺血症所致的一系列临床表现，和肥大细胞白血病的鉴别主要根据骨髓中肥大细胞数量，大于30%则诊断为肥大细胞白血病。此外，贫血和血小板减少的存在及幼稚型肥大细胞的出现也支持白血病的诊断。

2.嗜碱性粒细胞白血病　它和肥大细胞白血病也均可有高组胺血症的一系列临床表现。肥大细胞与嗜碱性粒细胞形态不同，前者胞体较大而不规则，直径15～20μm，胞质较多，可有伪足或空泡，颗粒粗密，大小较一致，染深紫色，可掩盖核上，但一般核仍可见，核圆形或卵圆形，居中央或偏位，核染色质较多，无核仁。电镜下，肥大细胞的颗粒有无定形结构或典型的卷纸样特征，而嗜碱性粒细胞内含细小粒，部分呈多泡体或空泡体。

【治疗】

治疗效果较差，可选用AML方案，亦可用羟基脲、白消安、巯嘌呤和环磷酰胺、多柔比星、抗组胺药暂时缓解症状。肝素过多引起的出血，可用硫酸鱼精蛋白中和。

【注意事项】

(1)本病病情凶险，进展快，生存期仅3～9个月，患者多因脏器衰竭死亡。

(2)本病常伴有骨髓纤维化，故骨髓穿刺易有干抽。

第三章　出血、凝血疾病

第一节　过敏性紫癜

过敏性紫癜（HSP）是一种常见的变态反应性出血性疾病。主要累及毛细血管，无血小板减少和凝血功能障碍。除皮肤紫癜、黏膜出血外尚可有腹部、关节及肾脏受累表现。多见于儿童和青少年，男性略多于女性（2.5∶1），冬春季发病较多。

【病因病机】

本病属变态反应性血管炎性疾病，发病可能与下列因素有关：①细菌与病毒感染：A组溶血性链球菌（GAS）、幽门螺杆菌、肺炎支原体、EB病毒、微小病毒B19、副流感病毒、柯萨奇病毒、腺病毒、甲型肝炎病毒、乙型肝炎病毒、金黄色葡萄球菌和嗜血杆菌等均有研究证实与本病的发生有关；②食物，以动物性食物为主；③药物：抗生素、解热镇痛药、抗结核药；④其他，如昆虫叮咬、花粉、接种疫苗、结核菌素试验、更年期，甚至精神因素等。这些因素中以感染与本病的关系最为确凿，也是最为主要的诱因，因此研究也最多。关于感染导致HSP发病的具体机制，现在尚没有形成共识，但存在以下4种假说：①分子模拟学说，这一假说认为这些病原体与人类血管壁存在相似的抗原，因此，机体受到这些病原体感染后，激活的体液免疫和细胞免疫在杀伤病原体的同时，也会对血管壁造成损伤。②隐蔽抗原活化学说，这一假说认为病原体感染后可引起非特异性炎症反应，导致细胞及组织损伤。损伤过程可使正常情况下隐蔽的自身抗原发生暴露，从而激活免疫系统。③假抗原学说，这一假说认为病原体可与血管壁蛋白相互作用，形成一种新的抗原复合物，激活免疫系统。④超级抗原学说，这一学说认为像链球菌和病毒这样的病原体携带有超级抗原。超级抗原无须抗原呈递细胞加工即可直接激活T细胞，从而引起血管内皮细胞损伤。

HSP发病途径中涉及以下因子的水平或功能异常：非特异促炎因子（如IL-4、IL-6及TNF-α）、转化生长因子（TGF）-β、反应性氧代谢物、白三烯、血管内皮生长因子(VEGF)等。

另外，基因多态性与罹患本病易感性间的关系近来也广受关注。

【临床表现与分型】

1.皮肤表现(皮肤型)　典型皮疹为棕红色斑丘疹，突出于皮表，压之不退色，单独或互相融合，对称性分布，以四肢(尤以下肢)伸侧及臀部多见，可伴有痒感或疼痛，反复发作，成批出现，消退后可遗留有色素沉着。除紫癜外，还可并发荨麻疹、血管神经性水肿、多形性红斑或溃疡坏死等。偶尔口腔黏膜或眼结合膜也可出现紫癜。

2.关节表现(关节型，Schonlein 型)　关节可有轻微疼痛到明显的红、肿、痛及活动障碍。病变常累及大关节(膝、踝、肘、腕)，可呈游走性，主要是关节周围病变，可反复发作，不遗留关节畸形。如发生在紫癜前可误诊为风湿性关节炎。

3.腹部表现(腹型，Henoch 型)　腹痛常见，多呈绞痛，是由血液外渗入肠壁所致。以脐周及右下腹痛明显，亦可遍及全腹，但一般无腹肌紧张，压痛较轻，可伴有恶心、呕吐、腹泻与黑便。因肠道不规则蠕动，可导致肠套叠，可扪及包块，多见于儿童。偶可发生肠穿孔。1/2～2/3 的 HSP 患者可有腹痛等消化道症状，如不伴有皮肤紫癜，常易误诊为“急腹症”。男性患者可并发阴囊水肿和疼痛。

4.肾脏表现(肾型，紫癜性肾炎)　一般于紫癜出现后 1～8 周发生，发生率在 12%～65%。临床表现轻重不一，有的仅为短暂血尿，有的很快进展为肾衰竭，但少见。主要表现为血尿、蛋白尿、管型尿、水肿及高血压等急性肾小球肾炎表现，少数可为慢性肾炎、肾病综合征、个别病例可转为慢性肾衰竭。50%以上患者肾脏损害可逐渐恢复，不能完全恢复者常遗留蛋白尿、高血压和肌酐升高、肾脏病变的可直接影响预后。

以上四型(皮肤、关节、腹部、肾脏)可单独存在，皮肤紫癜合并其他型称为混合型。临床表现的多形性，特别是典型紫癜出现较晚时，容易误诊为其他疾病，临床医生应提高警惕。

5.潜伏期表现　常于发病前 1～3 周出现低热、咽痛、上呼吸道感染及全身不适。

6.其他　少数患者出现紫癜后，病变累及脑膜血管，表现为头痛、呕吐、抽搐、瘫痪和昏迷等。有些可累及呼吸系统，表现为咯血、哮喘、胸膜炎、肺炎等。

【实验室检查】

1.血象　白细胞计数正常或增多，嗜酸性粒细胞增多；血小板计数正常。

2.出、凝血功能检查　出、凝血时间正常，血管收缩良好，毛细血管脆性试验多为阳性。

3.免疫学检查　血清 IgA 和 IgG 增高，以前者明显；IgA 型免疫复合物增高及 IgA 类风湿因子可阳性。

4.尿液　可有蛋白、红细胞及管型。

5.其他　血沉常增快。肾功能不全时可有尿素氮及肌酐增高。

6.病理检查　基本病理改变是毛细血管炎及小动脉壁纤维素样坏死，血管周围浆液渗出及炎症细胞浸润。免疫荧光检查显示血管炎病灶有 IgA 和补体 C_3 沉积于真皮层。

【诊断与鉴别诊断】

根据患者临床表现，特别是有典型的紫癜及皮肤改变，血小板数量及功能正常，毛细血管脆性增加，能排除其他具有弥散分布的类似紫癜疾病者，即可确定诊断。

单纯皮肤型需与感染性紫癜、药物性紫癜相鉴别，需除外其他疾病引起的血管炎、冷球蛋白综合征、良性高球蛋白紫癜、环形毛细血管扩张性紫癜、色素沉着性紫癜等；关节型需与风湿性关节炎鉴别；腹型需与急腹症鉴别。尤以腹部症状先于皮肤紫癜出现者，应密切观察下肢踝关节处有无紫癜。肾型需与肾小球肾炎鉴别。

【治疗】

本病呈良性经过，预后良好，大部分患者常可在短期内自愈。病程的长短常与急性期的严重程度、重要脏器是否受累、是否反复发作等因素有关。常见的死亡原因是进行性肾衰竭、肠穿孔和中枢神经受累，但发生率并不高，一旦出现上述严重并发症，则应使用类固醇激素和(或)免疫抑制药治疗。

1.一般治疗　预防和治疗各种感染，避免服用或接触可疑致敏的食物或药物。寻找并消除过敏原很重要，如扁桃体炎及其他感染病灶治愈后，本病也常获得缓解。

2.一般药物治疗

(1)抗变态反应药物：疗效不定，氯苯那敏(扑尔敏)4mg，3 次/d 口服；苯海拉明或异丙嗪 25mg，3 次/d 口服；10%葡萄糖酸钙 10mL，1 次/d

(2)芦丁和维生素 C：可增加毛细血管抵抗力。芦丁 20～40mg，2 次/d 口服；维生素 C 2～3g，每日 1 次静脉注射或加入葡萄糖溶液中静脉滴注。

(3)止血药：卡巴克洛(安络血)10mg，每日 2～3 次，肌内注射或用 40～60mg 加入葡萄糖溶液中静脉滴注，酚磺乙胺(止血敏)0.25～0.5g 每日 2～3 次，肌内注射或静脉滴注。有肾脏病变者应慎用抗纤溶药。

3.肾上腺糖皮质激素　应用仍有争议，多数学者认为其对皮肤型及肾型疗效不佳，也不能预防肾炎的发生。对关节型及腹型有效，可减轻腹痛及肠道水肿，防止肠套叠。泼尼松 30～40mg，1 次/d，口服，严重者可用氢化可的松 100～200mg 或地塞米松（氟美松）10～20mg，每日静脉滴注，连续 3～5 天，病情好转后改口服。病情控制后宜用小维持量，一般需 3～4 个月。

4.免疫抑制药　对肾炎单用激素疗效不佳者，可采用环磷酰胺 2～3mg/(kg·d)静脉注射，或硫唑嘌呤 2～3mg/(kg·d)，口服，但应注意血象及其他不良反应。双嘧达莫（潘生丁）亦可减少蛋白尿。应用免疫抑制药时，应注意骨髓抑制、出血性膀胱炎、白细胞及血小板减少等。

5.对症治疗　腹痛可应用阿托品、山莨菪碱、东莨菪碱等解痉药，亦可予 0.1% 肾上腺素 0.3～0.5mL，皮下注射。水肿、尿少可用利尿药、山梨醇等，肾衰竭可行血透等。严重呕吐可用止吐药。

本病常可自愈，但可复发，首次发作严重者，复发率高。一般病程为 4 周，肾型病程最长，长者可达 4～5 年或以上，病死率低于 5%。

附：难治性过敏性紫癜

因本病呈自限性，如病情持续时间较长，反复发作或有肾脏受累，多提示患者免疫损伤严重，可应用肾上腺糖皮质激素及免疫抑制药物治疗。有脑部并发症可用大剂量糖皮质激素、甘露醇、呋塞米等。难治病例也可 IVIG、血浆置换治疗。

第二节　遗传性出血性毛细血管扩张症

遗传性出血性毛细血管扩张症（HHT）又名 Rendu-Osler-Weber 综合征，是一种常染色体显性遗传性毛细血管结构异常的出血性疾病。HHT 在人种与地理上具有差异性分布：法国发病率约为 1/2351，丹麦约为 1/3500，美国为 1/6500～1/1250；亚洲日本北部秋田县发病率为 1/8000～1/5000；欧洲平均发病约为 1/2000；我国曾有散在 HHT 病例的报道，但目前还缺乏相关的流行病学调查统计学资料。HHT 可累及皮肤、黏膜及全身各个器官，其临床基本特征是皮肤和（或）黏膜毛细血管扩张及同一部位反复出血。

【发病机制】

本病的病理学基础是毛细血管扩张和动静脉畸形。毛细血管扩张多发生于口、鼻、胃肠道、皮肤及手指等部位，动静脉畸形多发生于胃肠道、肺、脑及肝脏等部位。轻微病变表现为毛细血管后静脉局部出现扩张。严重病变者血管出现显著扩张和扭曲，管壁由多层平滑肌组成而没有弹力纤维，且扩张的静脉常常与扩张的动脉直接相连。

遗传性出血性毛细血管扩张症（HHT）和家族性肺动脉高压均为编码转化生长因子（TGF）β受体的蛋白[包括活化素受体激酶1（ALK1）、内皮因子和骨形态发生蛋白2（BMPR2）]基因突变引起的血管系统病变。内皮细胞表面TGFⅡ型受体（如BMPR2）在Ⅲ型受体（如内皮因子）辅助作用下，与Ⅰ型受体（如ALK1）结合形成跨膜复合物，激活Ⅰ型受体激酶，促进其胞内蛋白磷酸化，激活下游Smad信号，进入胞核促进基因转录，调节血管的分化和增殖。该通路中的任何组分，包括ALK1、BMPR2和内皮因子突变，均可能与肺动脉高压有关。根据分子遗传学机制的不同，HHT分为3型：HHT1型通常为内皮因子基因突变所致，HHT2型和HHT3型分别为ALK1和Smad4基因突变所致。既往研究显示，HHT相关肺动脉高压主要发生于Ⅰ型HHT，表现为肺动脉阻力增高，肺动脉压力增加，心输出量下降。

本病的基本病理变化可见于全身各个部位，尤其是皮肤、黏膜和内脏的毛细血管、小动脉及小静脉管壁结构异常，血管壁变得异常菲薄，有的部位仅有一层内皮细胞，外围包裹一层疏松结缔组织，缺乏正常血管壁的弹力纤维及平滑肌成分。同时血管壁失去对交感神经和血管壁活性物质调节的反应能力，缺乏正常的舒缩功能，以致在血流的冲击下，病变部位的血管可发生结节状和瘤状扩张，严重时可形成动静脉瘘和动静脉瘤，可引起出血。常见于口腔、鼻黏膜、手掌、甲床和耳部及消化道。病变呈针尖样、斑点状或斑片状、小结节状，也可呈血管瘤样或蜘蛛痣样，可高出皮肤表面，加压后消失，用玻片轻压有时可见小动脉搏动。本病为常染色体显性遗传性疾病，男女均可患病，父母均可遗传。56.7%～80%患者有阳性家族史。同一家系中罹患本病时，其出血发生年龄、部位、严重程度及扩张的毛细血管类型、分布和特征等基本相同。

【临床表现】

1.*出血症状*　50%～87%患者于10岁内发生出血，最小年龄为生后2～3个月。特点为同一部位反复出血或轻伤后出血不止，也可呈皮肤瘀点或手术时出血不止。儿童最常见为鼻出血、牙龈出血（常于毛细血管扩张之前），随年龄增长出血由鼻出血为主发展到以内脏出血为主，以胃肠道出血最多见，尚有咯血、血尿、月经量多等。出血量多少不一，可达数十毫升或多至数百毫升。

2.*毛细血管扩张状态*　毛细血管扩张可发生于皮肤、黏膜，也可发生于内脏。

(1)皮肤黏膜毛细血管扩张：皮肤病变多见于手部、面部、颈部、上肢、胸背部及足部；黏膜病变多见于鼻腔、唇、舌、颊部、齿龈、结合膜、咽喉部。

典型病变呈鲜红色或紫红色的毛细血管和小血管扩张。形态包括：①结节状：呈针头状或斑点状，一般在1～2mm大小。②血管瘤状：一般直径在3mm以上，形似小血管瘤。③蜘蛛状：中央有一瘤状突起，外周有扩张的小血管。扩张之血管可聚合成斑片状，一般高出皮肤或黏膜表面，压之可退色或有搏动感。

(2)内脏病变：多见于消化道、泌尿道、生殖器及呼吸道等，肠系膜、视网膜及脑部也可有病变。随年龄增长，毛细血管扩张加重。

①消化道毛细血管扩张：临床表现为反复消化道出血，大便潜血阳性。内镜检查才能发现病变。

②肺动静脉瘘：表现为反复咯血、肺部感染、气促、发绀、杵状指(趾)，胸部可闻及血管杂音，常需支气管纤维镜检查才能发现。

③肝、脾血管扩张：肝脏毛细血管扩张常伴有纤维组织增生(肝硬化)；脾动脉瘤形成可致脾肿大。

④脑部毛细血管扩张：临床表现类似颅内占位性病变，常误诊。如血管破裂可致脑出血。

3.诱因　出血除自发性发生外，也可由外伤或手术、腹压增加、感冒发热、过度疲劳、精神紧张、月经、分娩等诱因引起。

【实验室检查】

1.血象　长期出血可致缺铁性贫血的血象，可见网织红细胞增高，骨髓可见红系增生活跃或正常。

2.出凝血检查　凝血时间及血小板数均正常，3%患者出血时间延长。束臂试验大多阳性，25%患者可能伴血小板病，呈血小板功能下降；34.2%患者有纤溶活力增强；有些病例合并凝血因子(Ⅱ、Ⅴ、Ⅶ及Ⅷ因子)缺乏。

3.毛细血管镜或裂隙灯检查　病变部位呈扭曲和扩张的毛细血管团。甲皱毛细血管病变阳性者约50%。

4.内镜检查　消化道出血可见消化道黏膜点状血管扩张。支气管纤维镜检可见病变支气管黏膜血管扩张等。

5.超声心动图检查　可发现肺动静脉分流，如超声发现存在肺动静脉分流，需进行3mm层厚的肺CT对动静脉畸形进行评估。肺动静脉畸形的大小会随着年龄的增长而增大，因此要对有小动静脉畸形的患者进行终身随访。对于直径＞3mm的动静脉畸形患者应立即进行相应的治疗，并应用美国心脏协会推荐使用的抗生素预防感染性栓子形成。

6.CT/MR及MRA(磁共振血管造影)检查　对可疑部位进行CT/MR并血管造影术,可明确显示该部位的毛细血管。脑部动静脉畸形导致的并发症是致命的,HHT患者需行头颅MRA筛查明确是否存在脑的动静脉畸形及扩张情况,以防发生并发症。

【诊断】

阳性家族史、毛细血管扩张及同部位的反复出血有助于诊断。另外,由于患者血管壁脆弱,临床上束臂试验常阳性,并有出血时间延长。血管造影有确诊价值。最近开始有DNA测试,有助诊断未发病的患者,预防严重的脑或肺出血。若有肺动静脉瘘家族史,在青春期进行肺电脑扫描或脑磁共振检查,将有助于诊断。2000年国际HHT基金科学顾问委员会的诊断标准如下。

1.鼻出血　反复、自发性鼻出血。

2.毛细血管扩张　位于特征部位(如嘴唇、口腔、手指和鼻部)的多发毛细血管扩张。

3.内脏损害　如胃肠毛细血管扩张(伴或不伴出血)、肺动静脉畸形、肝脏动静脉畸形、脑动静脉畸形和脊椎动静脉畸形。

4.家族史　根据上述诊断,患者一级亲属中,至少有1位被诊断为HHT。

以上4项中,符合3项即可确诊HHT,符合2项则疑诊为HHT,如少于2项则诊断可能性不大。

【鉴别诊断】

注意需与蜘蛛痣和红痣相鉴别,还需要与其他原因所致的内脏出血相鉴别。

出血情况鉴别:有胃肠道出血者,需多次作胃肠道钡剂造影或纤维胃镜和结肠镜检以排除其他胃肠道疾病。严重出血无典型体表血管扩张者应与Von Willebrand病鉴别,后者出血时间延长。

【预防】

本病患者应避免诱因,一般情况下不用扩张血管药物、升压药、抗血小板药和抗凝剂、溶栓剂。

【处理】

无特效疗法,只能对症治疗,防止出血。但由于肺动静脉瘘危险,即使无症状,也应该彻底检查,以便做预防性栓塞治疗。未能栓塞消除肺动静脉瘘之前,任何手术或牙科治疗都应该加用预防性抗生素,以避免脑脓肿。预防性使用雌性激素可以减少严重出血者输血需要。

1.局部止血法　鼻出血、皮肤及口腔黏膜出血，可直接压迫或用明胶海绵止血。或以棉球、纱布浸上肾上腺素、麻黄碱或垂体后叶素等填塞。还可采用雌激素、电烧灼、激光治疗、鼻中隔成形术和血管栓塞治疗等。

2.消化道出血的治疗　轻微的上消化道出血可以采用包括铁剂治疗、雌孕激素和氨基己酸等治疗。严重的上消化道出血应使用内镜或血管造影等方法确定出血的部位和类型，在内镜下应用加热探针、双极电凝或激光进行治疗。内镜下治疗仍无效的可考虑外科手术治疗。

3.肺动静脉畸形的治疗　伴有肺动静脉畸形的患者最重要是预防脑栓塞、脑脓肿及肺出血。有症状的患者应进行治疗。研究证实经导管的血管栓塞术是最有效、安全的治疗方法。伴有肺动静脉畸形的女性患者，应在怀孕之前进行治疗，如果孕前未及时诊断可在孕4～6个月时进行治疗。当检查发现畸形的血管直径＞3mm时应立即进行血管栓塞治疗。

4.脑动静脉畸形的治疗　治疗脑动静脉畸形的方法包括经导管血管栓塞、手术切除、立体定向放疗和联合治疗等。对于有中枢神经系统症状或检查发现畸形的血管直径＞1cm时应立即予以治疗。对于伴有脑动静脉畸形的儿童患者，除非出现脑出血、神经功能障碍及其他威胁生命的症状，一般采用保守治疗。

5.肝脏动静脉畸形的治疗　因肝脏的动静脉畸形而引起心衰或肝衰竭的治疗是目前的难题。应用血管栓塞治疗肝的动静脉畸形可能会导致致死性肝脏梗死，肝移植是目前有效的治疗方法。

6.止血药的应用　严重出血者可选用垂体后叶素及卡巴克络等。垂体后叶素10U加25％葡萄糖液缓慢静脉注射或静脉滴注，或卡巴克络肌内注射等。消化道出血者口服鞣酸蛋白或果胶制剂，可试用西咪替丁；中药云南白药及三七粉等也可选用。

7.手术治疗　对消化道出血或咯血者积极行内科治疗无效才考虑手术，但大出血发生率达72％，故应慎重。目前也可用血管内介入治疗。

8.大多患者需长期使用铁剂　以补充黏膜反复出血所丧失的铁，某些患者需消化道外补铁。仅大量失血者可适当输血，但不宜过量，避免血压过高而使出血难止。

9.其他　β受体阻滞剂可改善高动力循环状态，降低肝血流量，使分流量减少。

第三节　免疫性血小板减少症

血小板减少指血小板计数低于正常（＜100×10^9/L），国外多以＜150×10^9/L为血小板减少。如有出血症状（皮肤瘀点、瘀斑，鼻出血，牙龈出血，月经过多），可以认为出血系血小板减少所致；如无出血症状，最好多次重复检查血小板计数。目前，血常规以静脉血上机，有时尚需人工显微镜计数以减少误差。

免疫性血小板减少症（ITP）属自身免疫病，常与其他免疫病先后或同时发生，如系统性红斑狼疮、硬皮病、类风湿关节炎、结节性动脉周围炎、干燥综合征、重症肌无力、炎症性肠病、自身免疫性甲状腺病（甲亢、桥本病）、慢性淋巴细胞白血病、淋巴瘤、幽门螺杆菌感染、抗磷脂抗体综合征等。ITP为血小板特异性自身抗体致敏的血小板为单核－巨噬细胞系统过度破坏，自身抗体抑制巨核细胞产生血小板或细胞毒T细胞直接溶解血小板，抗原特异性T细胞免疫失调以及调节性T细胞减少等致血小板破坏过多或生成减少使血小板数减少。抗血小板抗体70％～80％为抗血小板膜糖蛋白GPⅡb/Ⅲa，20％～40％为抗血小板GPⅠb/Ⅸ、抗GPⅠa/Ⅱa、抗GPⅤ、抗GPⅣ或抗其他特异性血小板GP。抗GP的检测较繁琐，一般以血小板相关免疫球蛋白（PAIgG、PAIgM、PAIgA）以及血小板相关补体C_3（PAC_3）增多支持血小板减少为免疫性，但缺乏特异性。本章所讨论的ITP即前所称的特发性血小板减少性紫癜，血小板减少机制为免疫性，无其他免疫机制引起血小板减少的病因和免疫性疾病。约20％ITP始终无自身抗血小板抗体。

【ITP分类】

一般分急性和慢性。2007年国际ITP工作组按血小板减少持续时间、出血症状等分类如下：①新诊断ITP：血小板减少＜3个月。②持续性ITP：血小板减少3～12个月。③慢性ITP：血小板减少＞12个月。④重症ITP：有需要治疗的出血症状，发生新的出血需治疗或需要增加现用药物剂量。

【危度分级】

对治疗有指导意义。按血小板数分级，出血症状可有或无。

1.低危　轻度血小板减少，血小板数（50～100）$\times10^9$/L。

2.中危　中度血小板减少，血小板数（30～50）$\times10^9$/L。

3.高危　重度血小板减少，血小板数＜30×10^9/L。也有认为血小板数＜10×10^9/L为极高危，易发生危及生命的脑出血。

【临床表现与实验室检查】

(1)皮肤黏膜出血,紫癜、瘀斑、鼻出血、牙龈出血、月经过多、血尿、胃肠道出血,重者可颅内出血。出血症状严重度一般与血小板减少程度相关,但不平行。少数患者仅有血小板减少,甚至≤20×10^9/L,亦无出血,也有血小板数仅中度减少而有明显出血。

(2)急性发作多见于儿童,出血重,往往自限性,经积极治疗在数周内恢复,少数可迁延,最终成慢性。

(3)慢性型较常见,以女性为多,出血症状较易反复发作。

(4)脾脏一般不大,反复发作者可轻度肿大。

(5)慢性期血小板数常≤(30～80)$\times10^9$/L,急性期常≤20×10^9/L。血小板形态一般正常,但有的体积增大,颗粒减少,染色过深。血小板寿命缩短(＜3～7d)。

(6)多次出血可出现小细胞低色素性贫血,白细胞数一般正常。

(7)BM 增生,粒、红系正常,巨核系正常或增多,有成熟障碍,缺乏产板型巨核细胞。

(8)PAIgG、PAIgA、PAIgM、PAC_3 增高,特异性抗血小板 GPⅡb/Ⅲa 等抗体阳性。

【诊断与鉴别诊断】

1986 年全国血栓与止血学术会议所拟 ITP 诊断标准已用 25 年,尚未修订。

(1)多次化验血小板计数减少(＜100×10^9/L)。

(2)脾不增大或轻度增大。

(3)BM 示巨核细胞数增多或正常,有成熟障碍。

(4)具备以下 5 点中任何一点。①泼尼松治疗有效。②切脾治疗有效。③PAIgG增多。④PAC_3 增多。⑤血小板寿命缩短。

(5)排除继发性血小板减少。

诊断 ITP 应注意:①诊断标准中第 4 条虽很重要,但临床实践中有的确为 ITP,皮质激素、切脾治疗无效,PAIgG 亦可阴性。血小板寿命等检查尚未普遍开始,何况 PAIgG 等不是特异性抗血小板自身抗体,可能为血小板吸附血浆中的 Ig。PAIgG 增多可见于感染、肝硬化、自身免疫病等,这些疾病都可致血小板减少,其阳性只能提示血小板减少为免疫性,不能区别特发性与继发性。因此,具备标准中(1),(2),(3),(5)条即可初步诊为 ITP。②急性血小板减少者要急查周围血涂片中红细胞碎片,很可能是血栓性血小板减少性紫癜(TTP)的早期,特别在输血小板悬液后病情加重者。③ITP 患者有家族皮肤黏膜出血,血小板减少应注意遗传性血小板减少症，此时血小板形态和 MPV 有助。④ITP 患者如 ANA≥1∶80，虽无系统性红斑狼疮相关性症状和其他血清学改变（dsDNA、Sm），很可能 ITP 为其先兆。可考虑为 ANA^{+}-ITP，应加强随访，最终可能确诊为 SLE。⑤ITP 若有抗磷脂抗体（抗心磷脂抗体、狼疮抗凝物、抗 β_2 GPI 抗体），则出血较重，易有血栓形成，可考虑为 aPL^{+}-ITP 或 ITP-aPL 重叠综合征。如有流产或死胎史、血栓事件应为抗磷脂抗体综合征（原发性或继发性）。⑥ITP 的 BM 巨核细胞数增多或正常，有成熟障碍。如巨核细胞数减少或缺如应考虑为纯巨核再生障碍或无巨核细胞性血小板减少，最终可进展为再生障碍性贫血。⑦ITP 患者如脾明显增大应查其他原因。⑧牢记 ITP 诊断为排除性，而且血小板减少可为多种疾病的首发表现，病程中应加强随访，即使一线皮质激素治疗有良好疗效。如甲状腺功能减退者有 ITP 应注意有自身免疫性多腺体综合征可能。

鉴别诊断：ITP 与自身免疫性疾病伴血小板减少、纯巨核再生障碍、TTP、脾功能亢进等鉴别不难。

近来，发现有的 ITP 的抗血小板抗体不是抗 GPⅡb/Ⅲa，抗 GPⅠb/Ⅸ……而是抗血小板膜 50kD 蛋白，此种 ITP 有以下特点：①血小板减少；②低纤维蛋白原；③D-二聚体增高；④动、静脉血栓形成，酷似慢性 DIC；⑤无抗磷脂抗体，无异常纤维蛋白原，无蛋白 C，无蛋白 S，抗凝血酶缺乏，无海绵状血管瘤，无肿瘤；⑥抗血小板膜 50kD 蛋白抗体阳性，无其他抗血小板 GP 抗体；⑦ITP 常规治疗：皮质激素、CsA、利妥昔单抗等治疗反应差，而 IVIG、低分子肝素治疗有效。为此，ITP 有血栓形成时应考虑此型。以其第⑤项特点可与抗磷脂抗体综合征、易栓症等区别。

【治疗】

原则上按危度分级治疗。低危和中危患者无出血或无明显出血可暂不治疗，密切观察。重危及不论危度有明显出血，都应积极治疗。关于治疗终点，目前一般认为血小板≥50×10^9/L 即可，也有以＞30×10^9/L 为安全水平，不一定要≥100×10^9/L。

1.血小板悬液　原则上尽可能不输。血小板数≥20×10^9/L，无明显出血也可不输，＜20×10^9/L，尤其＜10×10^9/L 有严重出血，应输血小板以急救；无明显出血或无出血，亦可输血小板以防危及生命的出血（颅内出血）突发，每单位血小板悬液约有 5.5×10^{10}/L 血小板，每次输 4～8 个单位，血小板可增加（5～10）$\times10^9$/L。多次输血小板，可致同种免疫引起血小板无效性输注，或血小板耐受。输血小板 1h 后，血小板数升高。连续 2 次＜（5～10）$\times10^9$/L，为无效性输注，有免疫性和非免疫性。血小板表面也表达红细胞 A 和（或）B 抗原，为此输血小板时要注意：①输注 ABO 血型不合的血小板后发生新抗 A/B 抗体为 69%/54%，抗 HLA 抗体 38%，抗血小板特异性抗体 31%；而 ABO 血型相合的血小板，这些抗体发生分别为 8%和 10%，8%和 8%，血小板回收率可达 63%，提示 ABO 相合对血小板回收很重要。②发生同种免疫血小板输注无效，最好选用 HLA 相合的或少量多次输注，即使血小板不升或反降，仍有助于保持微血管壁的完整。免疫性血小板输注无效可用 IVIG、免疫抑制药。分离血小板尽可能去除白细胞，用 ABO 相合同一供者的血小板可减少同种异体抗原。非免疫性血小板无效输注多为感染、药物等所致，应控制感染，不用可疑药物。

ITP 患者需手术时，血小板数最低安全值：补牙/拔牙血小板数≥30×10^9/L；小手术≥50×10^9/L，大手术应≥80×10^9/L。

有严重出血，又无条件输血小板时，可输氨基己酸 6g(0.1g/kg) 于 30min 输入，以后 10g 静脉输注，虽不能提升血小板，但可缓解血小板减少性出血，特别是危及生命的出血，机制不清，除抑制纤溶外还可有其他机制。

2.药物治疗

(1)一线治疗：首选皮质激素，一般用泼尼松 0.5～1mg/(kg·d)，分 2～3 次或清晨顿服，出血较重可 2mg/(kg·d)，或甲泼尼龙 10～30mg/(kg·d)，或地塞米松 20～40mg/d 静脉输注 3～5d。同时输血小板，待出血缓解，改为口服泼尼松 0.5～1mg/(kg·d)，约 2 周开始阶梯式减量，以后逐渐减量，整个疗程约 6 个月，有效率约 80%。

IVIG：0.4g/(kg·d)连用 4～5d 或 1.0g/(kg·d)，1～2d。必要时可于 1～2 周后重复。70%～80%可提升血小板。IVIG 阻断 FcR，对抗血小板抗体为 GPⅡb/Ⅲa 有效，而血小板抗体 GPⅠbα 不依赖 FcR 则无效。常与皮质激素合用，同时输血小板作为重危者首选。

(2)二线治疗：一线治疗疗效不佳者可选二线治疗，措施较多。国外首选二线为脾切除，有效率 60%～80%，术后数日内血小板数上升，如术后 1～3d 血小板数＞100×10^9/L 或术后 10d＞400×10^9/L 则疗效持久。术后 2/3 患者血小板数可正常，不需其他治疗。50%于术后 6 个月复发。目前经腹腔镜微创切脾，更为安全，已取代剖腹切脾。切脾应将副脾一并切除以减少复发。不宜做脾切除者可行脾放疗，一般为 600cGy，每周 2 次，共 6 次，可使血小板数恢复正常，持续 3～12 个月。缺点是可致脾周围粘连，增加以后切脾困难，而且副脾仍存在，增加复发隐患。以前还有用脾栓塞，因不良反应较多如发热、上腹疼痛、恶心、脾周积液、左胸腔积液、脾脓肿、脾破裂、急性胰腺炎等，而且副脾仍存在，现已不用。脾切除作为首选二线治疗,国内尚难普及,可选用以下二线药物。

长春花碱类如长春新碱(VCR)每周1～2mg,长春地辛(VDS)2～4mg/周,长春花碱(VLB)每周4mg/m^2,一般4～6次,亦可8～12次。

硫唑嘌呤(AZA)1～3mg/(kg·d),环磷酰胺(CTX)2～3mg/(kg·d)或每周600mg,静脉注射,依托泊苷(VP16)25～50mg/d,14d,甚至联合化疗。

环孢素A(CsA)3～5mg/(kg·d),干扰素(IFN-α)3MU,皮下注射,每周3次,4周,达那唑(DNZ)200mg,2～3/d或50mg/d,西罗莫司(SIR,雷帕霉素RAPA)1～2mg/d。

(3)其他:TPO受体激动药,艾曲波帕25～50mg/d,3～4周,无效可增至75mg/d,罗米司亭1μg/kg,皮下注射,每周1次,3～4周无效可增至3～10μg/kg。重组TPO 1mg/(kg·d),2周。白介素11(IL-11)50mg/(kg·d),1～2周,大剂量维生素C 1～3g/d,口服或静脉注射,≥3周,叶酸5～20mg/d,抗TNF-α药etanercept 0.4mg/kg,最大量25mg,每周2次。血浆置换去除抗血小板抗体。

利妥昔单抗可清除产生自身抗体的$CD20^+$ B细胞,每周375mg/m^2,4次或每周100mg,4次。用1～2次后血小板开始上升,6～10周达峰值,也有疗程结束后血小板才开始上升。亦需维持治疗,每3～6个月1次。

以前,一线治疗中还有抗D免疫球蛋白,与IVIG同样有效,25～50μg/(kg·d),静脉注射,一般用1d,亦可4～5d。但起效缓慢,而且用后1～2h发生溶血,血红蛋白下降。为此Hb<100g/L者最好用25μg/kg。适用于Rh^+未切脾的ITP,对Rh阴性者无效。之所以出现溶血(DAT可阳性)与其作用机制有关。抗D与红细胞结合后与脾巨噬细胞FcR结合介导免疫性红细胞破坏,以减少对血小板的吞噬破坏而提升血小板。在国内很少用。

(4)妊娠ITP的治疗:ITP妇女如血小板减少经治疗稳定于>50×10^9/L可以妊娠。如治疗包括脾切除,血小板数<30×10^9/L最好不妊娠,如<10×10^9/L禁止妊娠,并积极治疗。抗血小板抗体可通过胎盘影响胎儿。ITP母亲的新生儿15%～65%有一过性血小板减少,平均<50×10^9/L约13%,因颅内出血(ICH)死亡者约1%。

ITP妇女于妊娠期病情加重,可出现在妊娠期任何阶段,以早、中期为多,血小板数常<50×10^9/L,新生儿也有血小板减少。还要与妊娠血小板减少症(GT)区别,其特点有:①血小板减少发生在妊娠后期;②无症状,轻度血小板减少,常>70×10^9/L;③分娩后不久血小板自发恢复正常;④新生儿无血小板减少。

此外,妊娠期血小板减少还可见于先兆子痫,25%有血小板减少,伴有水肿、高血压、蛋白尿等，有别于ITP。HELLP（溶血、肝酶升高、低血小板综合征）为重症先兆子痫，70%发生于妊娠34周或产前，30%于产后24～48h发病，并有溶血、肝酶升高等有别于ITP妊娠。

妊娠ITP治疗原则为使血小板稳定于$>50\times10^9/L$，减少分娩出血，可阴道分娩。如不能，为减少新生儿ICH应剖宫产。治疗与非妊娠ITP同，要考虑药物对母亲和胎儿的影响，皮质激素虽可致畸，但发生率低，可加重妊娠期糖尿病和产后精神病，应慎用，至少妊娠早期不用为宜。细胞毒药物有致畸性，应禁用。如血小板数$>50\times10^9/L$，可暂不治疗，密切观察，如$<10\times10^9/L$及妊娠中、后期在$(30\sim50)\times10^9/L$有出血症状应治疗。可用泼尼松1mg/(kg·d)，60%～70%有效，无效则IVIG，仍无效可脾切除。最佳切脾时期为妊娠早、中期，如不切脾，应输血小板悬液，使血小板数$>50\times10^9/L$，分娩后再行其他治疗。

新生儿ITP为ITP母亲血中抗血小板抗体经胎盘入胎儿血所致。出生后1周内发生血小板减少，83%在出生后2d达最低点，第7天开始稳定或上升。新生儿血小板如$<50\times10^9/L$，即使无神经症状也应做头颅影像学检查。有ICH应输血小板，同时用皮质激素、IVIG；若无ICH则单用IVIG±皮质激素。

附：难治ITP的诊治

迄今，国内外对难治性ITP尚无统一诊断标准。综合有关资料及个人体会，凡具有下列条件之一，可认为难治，治疗策略也一并表述。

(1)一线标量皮质激素（泼尼松或相当剂量的其他皮质激素）治疗4周，血小板数仍$<(30\sim50)\times10^9/L$，可加大皮质激素剂量，或加二线治疗如长春新碱、CsA或SIR，有条件者可直接用利妥昔单抗，切脾。

(2)标量皮质激素治疗血小板数恢复正常，但减量时血小板数随之下降，或需泼尼松15mg/d（相当剂量的其他皮质激素）才能维持血小板数$>30\times10^9/L$。应加1～2种二线药物或切脾。

(3)脾切除（含副脾切除）或脾放疗后血小板一度恢复又下降或术后仍$<30\times10^9/L$。治疗策略再用皮质激素加二线药物，有条件可用美罗华（利妥昔单抗）或TPO受体激动药（艾曲波帕或罗米司亭）。

(4)经多种治疗（一线、二线药物）后血小板数仍$<30\times10^9/L$。未切脾者可切脾，用以前未用过的二线药，联合化疗，利妥昔单抗或TPO受体激动药。

(5)高危ITP尤其血小板数$(<10\sim20)\times10^9/L$有出血，需积极治疗才能降低危及生命出血者应输血小板，并用IVIG、皮质激素，紧急切脾，多种治疗联合。

在确定难治前应注意：①患者是否按医嘱服用皮质激素，有的患者恐皮质激素不良反应影响美观，病情稍有好转，自行减量或停药，不正规治疗，可造成难治；②对每个ITP应查甲状腺功能除外亚临床甲亢及胃幽门螺杆菌感染，若有则分别用抗甲状腺药物和抗感染药物治疗；③对儿童ITP难治者应注意有无遗传性血小板减少症。

第四节 新生儿同种免疫性血小板减少症

同种免疫性血小板减少症常因多次输血小板致使输注血小板无效。早在妊娠14～16周胎儿血小板抗原表达已正常。如胎儿与母亲血小板同种抗原不合，可使母亲产生同种免疫IgG抗体经胎盘转还胎儿，引起胎儿/新生儿血小板减少，是为新生儿同种免疫性血小板减少症（NAIT），80%为NAIT抗原HPA1a不合，其次为HPA-5b不合，也可为其他HPA4、HPA-3a不合。多见于第1次妊娠，占新生儿血小板减少症的10%～20%，其特点如下。

(1)出生后数日血小板减少性出血，血小板常$<20\times10^9/L$，重则颅内出血（ICH）。远期转归有神经后遗症、身心发育障碍、失明等。

(2)10%胎儿在宫内即可发生ICH。妊娠20～30周前可致流产、早产、死胎、胎儿脑积水。

(3)NAIT诊断为排除性。凡新生儿出血特别是ICH及血小板减少（$<20\times10^9/L$）要考虑NAIT。母亲有HPA抗体，母亲常为HPA-1a或HPA-5b阴性，新生儿为阳性。要排除新生儿ITP（母亲有ITP）、遗传性血小板减少症及遗传性骨髓衰竭综合征。

(4)NAIT治疗，如超声检查无ICH可给IVIG 1g/(kg·d)，3d，如有ICH应以输血小板、IVIG、皮质激素联合应用。血小板悬液最好经放射处理以减少发生输血性GVHD的危险。

(5)对发生NAIT和ICH的母亲再次妊娠发生NAIT的风险大增，再次发生ICH可高达71%。对此等孕妇于妊娠12～20周起每周IVIG 1g/kg加泼尼松10mg/d，或地塞米松1.5mg/d直至分娩。

第四章　淋巴瘤及其他相关疾病

第一节　淋巴瘤

淋巴瘤系原发于淋巴结和(或)结外淋巴组织的恶性肿瘤。组织病理学可见分化、成熟程度不一的肿瘤性淋巴细胞大量增生,正常淋巴结结构被破坏。根据组织病理学分为霍奇金淋巴瘤和非霍奇金淋巴瘤两大类。

一、霍奇金淋巴瘤

本病常发生于年轻人,早期多为局限性,如颈、锁骨上及纵隔等淋巴结肿大,继而扩散至邻近淋巴结。在肿瘤组织中常常见到 R-S 细胞,并伴有数量不等的背景细胞,有淋巴细胞、浆细胞、嗜酸性粒细胞及中性粒细胞等。根据病理学特点分为结节性淋巴细胞为主型霍奇金淋巴瘤(NLPHL)和经典型霍奇金淋巴瘤(CHL),后者又分为 4 个亚型,包括富于淋巴细胞型、结节硬化型、混合细胞型、淋巴细胞削减型。

【诊断标准】

(一)临床表现

1.*全身症状*　常有发热,热型不定。时有乏力、盗汗、体重减轻,有时有皮肤表现如皮疹、瘙痒、红斑等,晚期有贫血、恶病质等。

2.*局部表现*　淋巴结肿大为本病主要表现,其好发部位是颈、锁骨上、腋下及纵隔等。肿大的浅表淋巴结一般无触痛,质坚韧如橡皮样,可产生相应的压迫症状。约 1/5 患者饮酒后有肿大淋巴结疼痛。晚期可累及邻近组织器官出现相应的症状。

(二)实验室检查及辅助检查

1.*淋巴结活检、组织病理学检查*　这是确诊本病所必要的方法。淋巴结穿刺涂片结合印片检查对诊断有参考价值。

2.*血象及骨髓象*　疾病早期血象无特异性改变,有时嗜酸性粒细胞增多。骨髓象检查常做骨髓细胞学检查和活检，一般呈反应性增生，晚期可查见 R-S 细胞。

3.影像学检查 有 X 线平片检查、B 超、CT、MRI 检查等了解病变范围，进行临床分期必需的检查，PET/CT 是目前较先进的检查，已越来越多地用于淋巴瘤病灶的检查。

4.血液生化检查 常见血浆球蛋白增高，早期 IgG、IgA 升高，随疾病进展，血清碱性磷酸酶及乳酸脱氢酶（LDH）增高，可有 β_2 微球蛋白（β_2-MG）、C 反应蛋白（C-RP）升高，部分患者有单克隆免疫球蛋白升高。

（三）临床分期

诊断后应进一步确定病变范围，有利于制定治疗方案和判断预后。

Ⅰ期：病变仅限于一个淋巴结区。

Ⅱ期：病变侵及横膈同侧的 2 个以上的淋巴结区。

Ⅲ期：横膈两侧淋巴结区受侵。

Ⅳ期：一个或多个结外器官广泛或播散性侵犯。

以上各期又可以按患者有无全身症状[发热、盗汗、体重减轻（6 个月内体重减轻 10%以上）]分为 A、B 两组，无症状者为 A，有症状者为 B。

【治疗原则】

（一）化学治疗

化学治疗为Ⅲ、Ⅳ期患者主要的治疗手段，ABVD 方案和 Stanford Ⅴ方案是目前首选的化疗方案。Ⅰ、Ⅱ期伴有不良预后患者，除化学治疗外，辅以受累部位放射治疗。高危患者可以选择 BEACOPP 和增强的 BEACOPP 方案等。

1.ABVD 方案

阿霉素 25mg/m^2，静脉注射，第 1 日及第 15 日；

博来霉素 10mg/m^2，静脉注射，第 1 日及第 15 日；

长春花碱 6mg/m^2，静脉注射，第 1 日及第 15 日；

氮烯咪胺 375mg/m^2，静脉注射，第 1 日及第 15 日；

每 4 周重复 1 次。

2.Stanford Ⅴ方案

阿霉素 25mg/m^2，静脉注射，第 1 日及第 15 日；

长春花碱 6mg/m^2，静脉注射，第 1 日及第 15 日；

氮芥 6mg/m^2，静脉注射，第 1 日；

长春新碱 1.4mg/m^2（最大 2mg），静脉注射，第 8 日及第 22 日；

博来霉素 10mg/m^2，静脉注射，第 8 日及第 22 日；

依托泊苷 60mg/m²，静脉注射，第 15 日及第 16 日；

泼尼松 40mg/m²，口服，隔日 1 次。

每 4 周重复 1 次。

3.BEACOPP 和 BEACOPP 增强方案

博来霉素 10mg/m²，静脉注射，第 8 日；

依托泊苷 100mg/m²（增强 200mg/m²），静脉注射，第 1～第 3 日；

阿霉素 25mg/m²（增强 35mg/m²），静脉注射，第 1 日；

环磷酰胺 650mg/m²（增强 1250mg/m²），静脉注射，第 1 日；

长春新碱 1.4mg/m²（最大 2mg），静脉注射，第 8 日；

甲基苄肼 100mg/m²，口服，第 1～第 7 日；

泼尼松 40mg/m²，口服，第 1～第 14 日。

每 3 周重复 1 次。

（二）放射治疗

单纯放射治疗罕见用于 CHL 而更多用于 NLPHL，推荐剂量 30～36Gy。放射治疗常作为化学治疗的辅助治疗，依据联合的化疗方案不同进行照射剂量调整。

（三）造血干细胞移植

自体外周血造血干细胞移植实际上是超大剂量化学治疗和（或）放射治疗的支持手段，适用于复发、难治的患者。对于自体外周血造血干细胞移植仍无法治愈，又有合适供者，可尝试异基因造血干细胞移植。

（四）支持治疗及并发症治疗

晚期患者或放化疗后出现严重血细胞减少者可给予悬浮红细胞和机采血小板输注及 G-CSF 等治疗；合并感染者给予抗生素治疗；合并免疫缺陷者给予丙种球蛋白、胸腺素等治疗。

二、非霍奇金淋巴瘤

非霍奇金淋巴瘤发病率明显高于霍奇金淋巴瘤，可发生于淋巴结及结外组织。根据细胞来源分为 B 细胞淋巴瘤、T 细胞淋巴瘤和 NK 细胞淋巴瘤。在 2008 年 WHO 淋巴瘤分类中，非霍奇金淋巴瘤分为 45 个亚型。根据临床特点，分为惰性非霍奇金淋巴瘤和侵袭性非霍奇金淋巴瘤。

【诊断标准】

（一）临床表现

1.全身症状　可有发热、盗汗、体重减轻等。侵袭性淋巴瘤患者更常见。

2.淋巴结肿大　浅表淋巴结或深部淋巴结均可累及，多为无痛性进行性肿大。

3.肝、脾肿大　据临床统计，约30%～40%的非霍奇金淋巴瘤患者有肝、脾肿大。

4.其他相应表现　肿大淋巴结压迫局部器官的表现，如呼吸困难、肠梗阻等。

（二）实验室检查及辅助检查

1.病理学检查　病理学检查是确诊非霍奇金淋巴瘤及其亚型的重要依据，包括组织学检查、免疫组织化学检查、瘤细胞染色体检查、相关融合基因检查等。

2.血象及骨髓象　可以行全血细胞计数、骨髓细胞学检查、流式细胞仪免疫分型等检查，在疾病初期可正常，但病变累及骨髓时可抑制造血功能，出现贫血、血小板减少、骨髓中出现淋巴瘤细胞等类似淋巴细胞白血病表现。

3.淋巴结或病灶活检　组织病理学检查是诊断非霍奇金淋巴瘤的主要依据，结合免疫组织化学检查能明确各种亚型。

4.影像学检查　包括X线拍片、B超、CT、MRI、PET/CT检查等，对明确病变累及范围、确定临床分期非常重要。

5.血液学检查　血清LDH、β_2-MG有助于判断肿瘤负荷，另外还可出现肝肾功能异常、负氮平衡的表现。

（三）临床分期

采用霍奇金淋巴瘤的Ann Arbor分期方法。

【治疗原则】

（一）常见淋巴瘤的化疗

非霍奇金淋巴瘤治疗方案的选择主要依据病理亚型、分子生物学标志、年龄及疾病的危险分层，常见淋巴瘤的化疗简述如下。

1.弥漫大B细胞淋巴瘤（DLBCL）　联合化疗是DLBCL主要治疗措施，美罗华联合CHOP方案是主要的治疗方式。对于预后较好的局部病变，通常为3～4个R-CHOP方案后加受累野放疗或RCHOP方案6疗程。对有大包块的高危患者，应采用R-CHOP×6疗程。对Ⅲ～Ⅳ期病变给予RCHOP方案6～8疗程。

①R-CHOP化疗方案：

环磷酰胺 750mg/m^2 IV d1

阿霉素 50mg/m^2 IV d1

长春新碱 1.4mg/m^2 IV d1（最大量 2mg）

泼尼松 100mg PO qd d1～5

美罗华 375mg/m^2 IV d1

21天为1个周期。

复发患者如仍可以耐受大强度化疗，应该行挽救化疗。常用方案包括ICE、DHAP、ESHAP。美罗华可以常规加入。如果患者对挽救性治疗有反应，可以进行干细胞支持下的大剂量化疗。

②复发/难治DLBCL挽救性化疗方案：

ICE—异环磷酰胺，卡铂，足叶乙苷

DHAP—地塞米松，大剂量阿糖胞苷，丙卡巴肼

ESHAP—足叶乙苷，甲强龙，阿糖胞苷，顺铂

R-EPOCH—足叶乙苷，阿霉素，长春新碱，泼尼松，环磷酰胺，美罗华

2.滤泡淋巴瘤(FL) 大部分FL为临床晚期，可根据滤泡淋巴瘤积分系统(FLIPI)进行预后分层。进展期Ⅰ～Ⅱ级FL主要治疗指征是：①有症状的大淋巴结、包块或巨脾。②器官功能受损。③显著B症状(发热、乏力、消瘦、盗汗等)。④血细胞减少。⑤持续进展。⑥患者意愿。

烷化剂单药(如环磷酰胺、苯丁酸氮芥)、嘌呤类似物福达拉滨或组合方案(CHOP、CVP)均可使用。美罗华单药总反应率50%～70%，并可以作为初始及难治(复发)患者的维持治疗。美罗华也可与其他化疗方案CVP、CHOP或福达拉滨联合应用。老年患者或不能耐受上述治疗者可选放射免疫治疗。

复发的患者应再次取活检，除外组织学转化。如果初始治疗后缓解期长，可再次给予同一方案；如果初始治疗后缓解期仅有数月，应换用其他方案。年轻患者，身体一般状况可，可以考虑自体或异基因造血干细胞移植。

3.边缘区B细胞淋巴瘤(MZL) 单纯Hp清除可以使早期Hp阳性胃MALT淋巴瘤患者达组织学缓解。Hp阴性或Ⅱ期以上患者通常需要放射治疗或化疗。

眼附属器MALT淋巴瘤大部分为局部病变，可以放疗。其他治疗包括单药化疗、美罗华、抗衣原体治疗以及观察等待。不必进行CNS预防。

脾边缘区淋巴瘤预后好，出现临床症状以及(或)显著血细胞减少应开始治疗，通常行脾切除。如果不能耐受脾切除，或随后需要治疗，可以应用烷化剂、嘌呤类似物、美罗华。如果伴有HCV感染，应进行抗病毒治疗。

4.套细胞淋巴瘤 目前尚无标准治疗方案。偶有患者临床呈惰性表现，可以观察等待或单药治疗。初始治疗包括嘌呤类似物、烷化剂、单克隆抗体联合化疗(如R-FCM，R-CHOP)。如果患者一般状况好，可以使用R-hyper CVAD方案，或R-CHOP方案继以ASCT作为巩固治疗。复发或难治患者可以应用蛋白酶体抑制剂硼替佐米。

5.伯基特淋巴瘤(BL) BL标准治疗为密集、高强度的联合化疗,应常规进行CNS疾病预防,脑脊液检查证实CNS受累患者应同时进行CNS治疗。在初始治疗开始前应预防肿瘤溶解综合征。常用化疗方案包括美罗华联合HyperCVAD、CODOXM/ⅣAC巩固。

6.外周T细胞淋巴瘤 没有标准一线治疗方案。ALK阳性的间变大细胞淋巴瘤可以采用CHOP方案。其他外周T细胞淋巴瘤(包括外周T细胞淋巴瘤非特异型、血管免疫母细胞淋巴瘤、ALK阴性的间变大细胞淋巴瘤、肠病相关T细胞淋巴瘤)可以采用蒽环类药物为基础的化疗,如CHOEP、CHOP联合ICE或更强烈的方案hyper CVAD。除低危患者,可以采用自体造血干细胞移植作为巩固治疗。复发难治患者可以采用含吉西他滨的方案。

7.结外NK/T细胞淋巴瘤,鼻型 无不良预后因素的Ⅰ期鼻型NK/T细胞淋巴瘤可以单独局部放疗,部分缓解患者可以进行造血干细胞移植。Ⅰ期有不良预后因素及Ⅱ期以上病变采用放化疗联合治疗,造血干细胞移植可以作为巩固治疗或挽救治疗手段。鼻型NK/T细胞淋巴瘤以化疗为主,无标准一线化疗方案,可以采用含左旋门冬酰胺酶的方案。

(二)放射治疗

放射治疗选择原则与霍奇金淋巴瘤相似,但非霍奇金淋巴瘤多具有侵袭性,因此多作为Ⅰ期惰性非霍奇金淋巴瘤的主要治疗方案和Ⅱ期以上患者的局部辅助放射治疗。

(三)手术治疗

巨大淋巴结或胃肠道淋巴瘤出现梗阻、穿孔时可行手术切除。

(四)造血干细胞移植

多采用自体外周血造血干细胞移植,多用于伴有高危因素、完全缓解患者的巩固治疗或复发难治患者的挽救治疗。年轻复发患者有合适供者可以尝试异基因造血干细胞移植。

(五)一般治疗及并发症治疗

化疗经常造成贫血,并可能加重原有合并症,如导致心肺功能不全,浓缩红细胞输注可有效减轻治疗所致贫血。严重血小板减少者可输注机采血小板;明显粒细胞减少或粒细胞缺乏者,可用G-CSF治疗;合并感染者,积极抗感染治疗。

【注意】

(1)霍奇金淋巴瘤和非霍奇金淋巴瘤均因较长时间的化疗、放疗,患者免疫功能受抑制,易发生感染,尤其是既往感染过乙型肝炎的患者,在化疗联合CD20单克隆抗体治疗的过程中，可能会出现乙肝病毒激活，应进行病毒定量监测，并进行乙肝病毒预防性治疗。使用福达拉滨治疗中，应进行疱疹病毒及卡氏肺囊虫的预防治疗。

(2)本病确诊后，应有计划地长期治疗，一般连续6～8个周期，不可随意中断，尤其是Ⅲ、Ⅳ期患者，即便缓解后，还要进行缓解后的随访、复查或治疗。

第二节　血管免疫母细胞性T细胞淋巴瘤

血管免疫母细胞性T细胞淋巴瘤(AILT)是一种具有独特的临床病理和生物学行为的外周T细胞淋巴瘤。该病老年人多见，诊断时常为广泛的淋巴结肿大，经常有结外病灶累及，半数患者伴有皮疹和关节炎。实验室检查发现有免疫系统异常，包括多克隆高γ球蛋白血症，Coombs试验阳性的溶血性贫血等，AILT的预后差，5年存活率30%。

【病因及发病机制】

目前尚无肯定的病因，可能的原因有：

1.*药物*　主要是抗生素，尤其是大环内酯类抗生素。

2.*感染性疾病*　包括细菌、病毒和真菌引起的感染，如结核杆菌、隐球菌、EB病毒、人类疱疹病毒(HHV-6，HHV-8)、人类免疫缺陷病毒(HIV)、丙肝病毒等。最近研究证明EBV在AILT发病中起重要作用。

大多数AILT的病例中可检测到EB病毒 阳性的细胞。目前已经明确，EB病毒感染的细胞为B细胞而非肿瘤性T细胞。美国国立癌症研究所(NCI)有人提出一个AILT发病机制假说：①EBV的潜伏感染可能在滤泡辅助T细胞的活化上起关键作用。②EBV(+)的B细胞在MHCⅡ类分子的作用下，将其表面的EBV蛋白(EBNA-1和LMP-1)传递给T细胞，从而上调CD28抗体。③提供抗原性和共刺激信号活化辅助T细胞，使CXCL13上调。④CXCL13则作用于B细胞致其活化增生，形成一个免疫刺激反馈链。说明EBV不仅介入到AILT的发生，EBER(+)的非肿瘤B细胞，通过活化的T细胞产生CXCL13，在AILT的发病中可能扮演主要的角色。

3.*机体免疫异常*　可出现自身免疫性疾病的症状和相关抗体，如RF，ANA，Coombs试验和冷凝集素等，提示本病与机体免疫异常有关。

AILT中的肿瘤性T细胞除表达CD3和CD4外，还表达CD10和bcl-6。应用显微切割方法提取的$CD10^{+}$肿瘤性T细胞具有克隆性TCR-基因重排，而且多数

AILT 病例除了具有 TCR-基因的克隆性重排外，还有相当的病例具有多克隆性 IgH 基因重排。AILT 中增生的肿瘤性 T 细胞表达 CXCL13 和程序性死亡因子(PD-1)。提示肿瘤性的 T 细胞增生常常引起 B 细胞的多克隆性增生，甚至继发大 B 细胞淋巴瘤。

CXCL13 是一种由正常滤泡内辅助 T 细胞通过 CD28 和 TCR 共刺激作用产生的化学趋化因子，仅仅表达于生发中心的辅助性 T 细胞。CXCL13 的功能包括通过高内皮静脉捕获 B 细胞，动员 B 细胞进入淋巴结的生发中心，诱导滤泡树突状细胞增生和 B 细胞的活化，因此被认为与淋巴器官形成与 B 细胞游走至生发中心有关。所以 CXCL13 在肿瘤性 T 细胞的高表达解释了 AILT 的特征性的形态学和临床改变，如 CD21 阳性滤泡树突状细胞的网状增生、多克隆性的 B 细胞增生和异常蛋白血症等。血管内皮生长因子 A(VEGF-A)的高表达也提示 AILT 的发生与毛细血管内皮细胞有密切联系。应用基因表达谱分析方法对 AILT 和外周 T 细胞淋巴瘤-非特指型(PTCL-U)的研究表明，AILT 病例中的肿瘤性 T 细胞的基因表达谱更接近 $CD4^+$ 细胞，它们选择性的高表达 CXCL13、bcl-6、PDCD1、CD40L 和 NFATC1 等正常滤泡辅助 T 细胞的基因，还高表达与 B 细胞增生和滤泡树突状细胞有关的基因，血管内皮生长因子基因表达失调。说明 AILT 的肿瘤性细胞来源于正常的生发中心辅助 T 细胞，AILT 是生发中心辅助 T 细胞的肿瘤。

【流行病学】

AILT 为最常见的原发于淋巴结的外周 T 细胞淋巴瘤之一。据报道 AILT 占外周 T 细胞淋巴瘤的 15%～20%，占非霍奇金淋巴瘤(NHL)1%～2%，占所有 NK/T 细胞瘤的 10%。病人多为中老年，男女比例相似。

【临床表现】

发热、皮疹、全身浅表淋巴结肿大和多克隆性高 γ 球蛋白血症为本病 4 大临床特点。发热为 B 症状，皮疹常伴瘙痒，其他常见症状有肝脾肿大、水肿、胸腹水、关节炎。骨髓常被累及。发病时一般处于进展期，有全身症状，如体重下降和盗汗等。部分患者表现为自身免疫疾病：自身免疫性溶血性贫血，血小板减少，血管炎，多发性关节炎，风湿性关节炎，自身免疫性甲状腺炎。

皮疹常见。表现为斑点样丘疹，红色或紫色皮损或结节，荨麻疹等。实验室检查显示免疫功能异常，半数以上的患者伴有多克隆高 γ 球蛋白血症，自身免疫性溶血性贫血(Coombs 试验阳性)、嗜酸性粒细胞增多症、冷凝集素或冷凝球蛋白异常。还可表现为其他自身免疫性疾病，如多发性关节炎、甲状腺疾病。患者免疫系统抑制，容易发生机会性感染，特别是接受治疗过程中更易发生感染。

【实验室检查】

1.血象　可有贫血、白细胞总数升高和嗜酸粒细胞增多,偶尔全血细胞减少。

2.化验　血沉增快,乳酸脱氢酶增加,多克隆性高γ球蛋白血症,溶血性贫血,也可出现自身免疫性疾病相关抗体,如类风湿因子、抗平滑肌抗体、Coombs 试验和血清冷凝集素等循环免疫复合物(CIC)。

3.骨髓象　半数以上有骨髓浸润。

4.免疫学指标　AITL 患者的免疫功能激活和缺陷并存。免疫激活表现为可溶性 IL-2 受体(sIL2-R)、CD30 和 CD8 升高,TNFα、淋巴毒素、IL-1β、IL-2、IL-4、IL-6、IL-3、γ-IFN 水平升高。T 细胞活化标志,包括 CD134、CXCR3、CD69 的表达也升高。这说明 Th-1 分化是 AITL 的特征。免疫缺陷表现为缺乏 T 细胞免疫应答(对植物血凝素、有丝分裂素缺乏免疫应答)、循环 T 细胞绝对数减少、CD4/CD8 比例倒置、活化 T 细胞($CD8^+$/$HLA\text{-}DR^+$)比例高,辅助因子减少以及体外抑制因子功能增强。

免疫表型:以 CD45RO、CD3e、CXCL13、CD10、BCL6、CD21、CD20 为特征。

5.细胞遗传学与分子遗传学特点　83%患者 TCR 基因重排(+),20% IgH(+),50%～70%的病例 EBER(+)。尚未发现有特异性的染色体易位,克隆性的染色体异常常见于约 70%的患者,最常见的是+3、+5 和+X。

【病理检查】

AITL 病理组织学形态特征:①淋巴结结构大致存在或破坏,代之以明显的血管增生和异常的淋巴细胞浸润,但边缘窦尚存;②树突状高内皮静脉增生;③血管周围单形性或多形性 T 细胞浸润;④$CK21^+$,$CD35^+$ 滤泡树突状细胞增生;⑤上皮样细胞、嗜酸性粒细胞、浆细胞等浸润。瘤细胞体积由小到中等大,核异质性不明显,圆形或不规则,胞质淡染,也可见散在或透明的细胞,核圆形或稍凹陷,胞质丰富而透明,为转化的 T 淋巴细胞。瘤细胞间散在分布数量不等的嗜酸性粒细胞、浆细胞、组织细胞、滤泡树突细胞及反应性淋巴细胞。淋巴结单形性或多形性 T 细胞浸润和多克隆性的 B 细胞增生、滤泡树突状细胞增生、树突状高内皮静脉增生,形成复杂的器官样结构。

AITL 病理改变分 3 种类型:①Ⅰ型:约占 20%,仍然保留了淋巴结滤泡结构,其内含有高可塑性 B 淋巴细胞滤泡,套区发育差,界限不清,易于与其他正常淋巴滤泡区分开来。与增宽的副皮质区一样,内有多形性细胞浸润,如淋巴细胞、转化的大淋巴母细胞、浆细胞、巨噬细胞和嗜酸粒细胞,偶有多核的 R-S 细胞,并且具有显著的血管增生。②Ⅱ型:约占 30%,淋巴滤泡正常结构消失,少数无功能滤泡外面向心状排列着滤泡树突状细胞。在部分病例，滤泡树突细胞浸润增殖到滤泡外。残存的淋巴结结构改变与Ⅰ型相同。③Ⅲ型：约占50%，淋巴结结构完全被破坏，B细胞淋巴滤泡消失。多数病例滤泡树突细胞呈无序状增生，伴有更加显著的血管增生和与Ⅰ、Ⅱ型相同的细胞浸润。约半数病例中，增生的血管周围聚集着形态不规则，体积中等至较大，胞质清楚或呈灰白色的淋巴样细胞。

【诊断】

早期诊断需要临床、组织学、免疫组化相结合。诊断金指标为病理组织学。

【鉴别诊断】

1.血管免疫母细胞性淋巴结病(AILD) 是AILT的瘤前期病变，鉴别尚需依据病理组织学诊断。

2.非特异性周围T细胞淋巴瘤(PTCL-U) 临床上AITL全身症状多见，并有自身免疫疾病表象，易感染。免疫表型呈CD21/CD35$^+$，可同非特异性外周T细胞淋巴瘤相鉴别。CXCL13表达、CD10阳性、透明细胞和EB病毒感染可以作为区别AILT和PTCL-U的指标。

3.霍奇金淋巴瘤(HL) 两者均可见R-S细胞。AILT中的R-S细胞表达CD20，来源于B细胞，而HL中R-S细胞除少数表达T/B标记外，其余均不表达，且AILT可检测到IgH和TCR的单克隆性重排，而HL没有。

4.Castleman病 该病变临床及病理学均呈良性。滤泡结构清楚易见，滤泡中心萎缩并且变得透明。中心常可看到富含平滑肌的成熟小动脉穿越滤泡，围绕滤泡周围的小淋巴细胞呈现洋葱皮样环形层状分布。

5.木村病(KD) 亚洲中青年男性好发，无遗传倾向，以头颈部皮下深部软组织肿块为主要临床表现，局部淋巴结及大唾液腺可被累及，实验室检查可见外周血嗜酸性粒细胞绝对值和比例增高，血清IgE水平升高，活检显示病变组织中广泛的淋巴滤泡样结构形成，淋巴结内嗜酸性粒细胞浸润，灶性聚集形成微脓肿，伴有不同程度的纤维化和血管增生。根据KD的慢性病程、特征性的嗜酸性粒细胞比例及IgE水平升高，结合活检病理所见，鉴别并不困难。

6.病毒感染性淋巴结炎 该病淋巴结的原有正常结构尚保存，可见滤泡及窦的存在，不出现AITL所特有的丰富增生的树枝状小血管。

【治疗】

(一)化疗

AILT的治疗没有标准的化疗方案。临床研究中包括泼尼松单药治疗、CHOP样联合化疗和其他强烈方案的化疗。单用泼尼松治疗可达29%完全缓解率(CR)，但缓解期短。联合化疗提高了 AILT 治疗 CR 率，但缓解期仍短，大多数患者在缓解期内进展。有学者的多中心回顾性研究，包括 33 例 AILT 患者，CHOP 样化疗获得 60%CR，但复发率 56%。中位生存时间为 36 个月，5 年总生存率为 36%。

1.联合化疗优于类固醇激素治疗　CHOP 方案化疗缓解率为 50%～70%，但复发率较高，环磷酰胺 750mg/m²，多柔比星 50mg/m²，长春新碱 1.4mg/m²，第 1 天静脉注射，泼尼松 60mg/(m²·d)，第 1～第 5 天口服，多 21 天为 1 疗程。

2.其他化疗药物　小剂量甲氨蝶呤＋类固醇激素；氟达拉滨 25mg/(m²·d)第 1～第 5 天，每 28 天 1 疗程。

（二）大剂量化疗和自体造血干细胞移植

常规化疗后应用大剂量化疗加自体造血干细胞移植作为巩固治疗的价值对于 AILT 是不确定或有争议的。

（三）靶向治疗和其他新药研究

1.阿伦单抗　阿伦单抗是人源化免疫球蛋白 GI，抗 CD52 单克隆抗体。成熟人淋巴细胞，包括 B 和 T 淋巴细胞均表达 CD52，肿瘤性 T 细胞较正常 T 细胞更多地表达 CD52，因此包括 AILT 在内的 PTCL 可能适用于阿伦单抗治疗。大量研究显示，阿伦单抗和剂量调整的 EPOCH 方案联合，有较高的缓解率，但机会性感染和骨髓移植是主要的不良反应。

2.贝伐单抗　研究发现，AILT 的淋巴细胞和内皮细胞中的 VEGF 高表达，并且在肿瘤细胞中非常显著。恶性淋巴瘤中 VEGF 高表达与预后不良有关。基于这些理由，抗血管生成治疗对于这种疾病似乎非常有吸引力。目前为止，贝伐单抗治疗 AILT 的临床研究仅有少数几个病例报告。

3.利妥昔单抗　B 细胞在 AILT 的发病机制中可能发挥一定的作用。据此原理，有学者探索性的将利妥昔单抗用于 AILT 的治疗，并且得出了初步结果。在该项研究的基础上，法国学者已经开始了Ⅱ期临床研究。

4.环孢素　环孢素是一种免疫抑制剂，临床主要应用于器官移植后抗排异放应的治疗。环孢素与亲环蛋白结合，阻止了活化 T 细胞核因子(NF-AT)向细胞核转移及相关基因转录。通过阻断 T 细胞激活，环孢素有可能改变 AILT 患者免疫功能失调状态。研究表明环孢素可能是一种有希望的治疗 AILT 的药物。

5.Pralatrexate　一种新型的抗叶酸剂，对于 RFC-1 具有高度亲和力，增加了聚谷氨酸盐化，使药物更多地进入肿瘤细胞内并且延长药物存留时间。RFC-1 是一种肿瘤胚胎性蛋白，在胎儿和恶性肿瘤中过度表达，已知可被多种癌基因上调，包括 C-MYC、H-ras 基因。Pralatrexate 的耐受性较好，主要剂量限制性毒性是血液学毒性，特别是血小板减少和黏膜炎。在补充叶酸和维生素 B_{12} 后不良反应明显减少。

6.硼替佐米　硼替佐米是一种蛋白酶体抑制剂，选择性、可逆地抑制26S蛋白酶体糜蛋白酶样活性。有研究显示，硼替佐米联合CHOP耐受性良好，未观察到硼替佐米的剂量限制性毒性。

7.组蛋白去乙酰化酶抑制剂　组蛋白去乙酰化酶在细胞转录调节中发挥着重要作用，肿瘤细胞中组蛋白去乙酰化调节酶存在缺陷，而抗组蛋白去乙酰化酶通过修复正常的乙酰化，达到抗肿瘤的作用。缩酚酸肽是一种通过紫色杆菌发酵而获得的新型抗癌物质，对人类肿瘤细胞株和移植瘤具有细胞毒性。研究发现，缩酚酸肽通过抑制组蛋白去乙酰化酶，诱导相关基因的表达，进而抑制肿瘤细胞增殖，促进肿瘤细胞分化，诱导肿瘤细胞凋亡。缩酚酸肽对于各种实体肿瘤和血液肿瘤具有潜在的临床价值，目前各种适应证的临床研究正在开展。

【预后】

AILT预后差，中位生存期3～6个月，5年存活率30%～50%，大部分患者由于免疫缺陷而死于感染，肾衰竭也是死亡的主要原因。复合染色体异常是不良预后因素。

第三节　间变大细胞淋巴瘤

间变大细胞淋巴瘤（ALCL）是Stein等在1984年发现并命名的T细胞淋巴瘤，目前根据是否表达ALCL激酶（ALK）分子，ALCL被分为ALK阳性和阴性两种淋巴瘤。在2008年WHO淋巴瘤分类中，ALK阳性ALCL（ALK＋ALCL）和ALK阴性ALCL（ALK-ALCL）被认为是各自独立的非霍奇金淋巴瘤类型，属于侵袭性淋巴瘤。

【流行病学】

1.ALK^{+} ALCL　约占成人NHL的3%，占儿童NHL的10%～20%，发病多在35岁之前，男性患者多见，在10～30岁之间，男女发病比例为（6～6.5）：1。

2.ALK^{-} ALCL　患者多为老年人，男女比例约为0.9：1。

【病因和发病机制】

1.病因　目前仍不清楚。

2.发病机制　可能与细胞遗传学异常有关：①ALK^{+} ALCL：常存在t（2；5）（p23；q35），2p23上的ALK基因易位至5q35的NPM（核磷酸蛋白），形成NPM-

ALK融合基因，激活酪氨酸激酶配体从而高表达NPM-ALK嵌合蛋白(p80蛋白)。此外，还存在其他染色体易位，ALK基因易位至其他染色体，形成类似的融合蛋白，如TGF-ALK、ATIC-ALK、MSN-ALK、TPM3-ALK、CLTC-ALK等。ALK融合蛋白可以激活多条与细胞生长有关的信号传导途径，促使细胞生长、抑制细胞凋亡、引发细胞转化。②ALK-ALCL：发病机制不清楚，常有BCL-2高表达、基因过甲基化、C-myc高表达等。

【病理特点】

1.*组织学特点* HE染色见肿瘤细胞排列紧密，呈灰蓝色，胞质丰富，细胞核呈多形性，可呈花环状，肿瘤细胞特征性地聚集在淋巴结窦区，细胞核膜的凹陷可形成“面包圈”样细胞。在肿瘤细胞间还混杂着一些炎性细胞，如组织细胞、浆细胞、嗜酸性粒细胞和多核白细胞等。ALK-ALCL特征不明显，一般由更大、更加多形性、核仁更加明显的细胞组成。根据肿瘤实质细胞和间质细胞组成不同，ALCL可以分为各种病理学亚型，如普通型、小细胞型、淋巴组织细胞型、其他组织类型等。

2.*免疫表型* 典型免疫表型为$CD30^+$、EMA^+(上皮细胞膜抗原)、$CD45^+$、TIA^+，T细胞标记$CD3^-$、$CD2^+$、$CD4^+$、$CD5^+$、$CD8^-$、$CD43^+$，ALK^+或ALK^-。ALK^- ALCL多数病例表达T细胞相关标记和细胞毒性颗粒相关蛋白。

3.*遗传学异常* 85%ALK^+ ALCL患者常有t(2;5)(p23;q35)，少数有t(2;3)(p23;q21)，inv(2;2)(p23;q35)，t(X;2)(p11-12;p23)，t(1;2)(q21;p23)，t(2;17)(p23;q23)等。

【临床表现】

1.ALK^+ ALCL 多见于青年人和儿童，病变多起源于淋巴结，表现为浅表和深部淋巴结无痛性、进行性肿大，特别是腹腔淋巴结受累常见，累及脾脏时有脾大。结外累及常见于皮肤、骨、软组织、肺、肝、骨髓等。累及血液时可有类似白血病的表现。约2/3患者有B症状，其中以高热较常见。ALK^+ ALCL患者就诊时多处于Ⅲ或Ⅳ期。

2.ALK^- ALCL 多见于老年人，临床表现与ALK^+ ALCL相似。

【实验室检查】

1.*血常规* 早期常正常，病变晚期出现骨髓侵犯或脾功能亢进时可以有全血细胞减少。血涂片可见到似花朵样的异型细胞。

2.*生化检查* 血清LDH、β_2-MG常升高，部分患者血清铁蛋白升高，重要脏器受累时可出现相应的血清生化指标变化。

3.*骨髓穿刺及活检* 骨髓受累时可见体积较大的异型淋巴细胞，HE染色骨髓受累约占10%，通过免疫组化染色阳性率可以升至30%。ALCL小细胞型外周血可以见到白血病样表现。

【影像学检查】

B超、胸部X线检查和胸部、腹部、盆腔CT扫描等可见累及部位有占位性病变，一般无特异性表现。有条件者建议行PET/CT检查，可见受累部位高代谢活性改变。

【诊断及鉴别诊断】

1.诊断　ALCL的诊断依赖病理学诊断，具有典型的病理学特点，肿瘤细胞免疫表型为$CD30^+$、EMA^+、$CD45^+$、TIA^+，特别是肿瘤细胞表达$CD30^+$、EMA对诊断有重要意义。有条件者可做肿瘤细胞染色体核型分析，典型病例可有t(2;5)(p23;q35)。

2.鉴别诊断

(1)淋巴结反应性增生：有研究报道p63基因及蛋白可能在ALCL发生过程中起重要作用，是鉴别淋巴结反应性增生和ALCL的特异性指标。

(2)弥漫性大B细胞淋巴瘤(DLBCL)：有一种罕见伴免疫母/浆母细胞特征的ALK+DLBCL与本病极为类似，形态上两种疾病都有体积较大的瘤细胞，但DLBCL瘤细胞核更规则，圆形，核仁明显，2～3个核仁，两者均表达EMA、ALK，但DLBCL中缺乏CD30的表达。

(3)外周T细胞淋巴瘤，非特指型(PTCL-NOS)：经常存在CD5、CD7表达下调，大多数原发淋巴结病例为$CD4^+/CD8^-$，可表达CD30和细胞毒性颗粒抗原。原发结外者可表达CD56，Ki-67标记一般较高。

(4)淋巴结转移癌或恶性黑色素瘤：免疫组化有鉴别意义，ALCL呈$CD45^+$、$CD30^+$、CK^-；转移癌CK^+、$CD45^-$、$CD30^-$；恶性黑色素瘤S-100^+、$HMB45^+$。

3.分期　仍然采用Ann Arbor分期，ALK^+ ALCL大约2/3患者在诊断时已达Ⅲ/Ⅳ期。

【治疗】

目前尚无标准治疗方案，有常规化疗、高剂量化疗、造血干细胞移植、新药物试验等。

1.化疗　成人患者化疗首选CHOP方案，儿童患者则采用淋巴母细胞淋巴瘤或Burkitt淋巴瘤的治疗方案。对于CHOP方案不能控制的患者，可以尝试CHOPE、BACOP、BEACOP等含VP16的方案。本病多伴有免疫缺陷，由于高剂量化疗多伴有严重感染，造成患者死于早期并发症，大剂量化疗与常规剂量化疗比较还需进一步探讨。

2.自体造血干细胞移植(ASCT)　国际预后指数(IPI)为0～1的患者,ASCT不作为一线治疗,IPI≥2者建议在首次CR后进行ASCT。

3.复发难治ALCL的治疗

(1)局部复发患者:可以考虑在化疗的基础上加局部放疗。

(2)全身复发难治患者:可选择与原来治疗方案无交叉耐药的二线方案,如CVBA、CVB等。也有人主张强烈化疗后联合异基因造血干细胞移植。

4.新药治疗

(1)SGN-30是抗CD30嵌合型单克隆抗体,为复发难治ALCL首选补救治疗措施,也可以结合其他化疗方案作为一线治疗方案。

(2)带有毒素或放射性同位素的抗CD30单克隆抗体,在动物实验中显示出一定疗效。

(3)CD25作为免疫治疗靶点正在研究。

(4)使用特异性NPM-ALK抑制剂或诱导诊断ALK蛋白的T细胞免疫应答也可以作为治疗ALCL的新方案。

【预后】

(1)预后因素:IPI、年龄、B症状、LDH水平、结外病变都是影响ALCL的预后因素。Survivin表达可独立提示预后不良,与其他因素无关。另外CD56、bcl-2表达也提示预后较差。

(2)ALK^+ ALCL患者CR率高,5年存活率达70%～80%,复发率为30%。t(2;5)(p23;q35)组与其他染色体易位组之间无预后差别;ALK^- ALCL预后较差,5年总生存率约48%,5年无进展生存率约36%。组织类型为小细胞型者在诊断时病变常播散,预后较其他类型差。

第四节　鼻型结外NK/T细胞淋巴瘤

鼻型结外NK/T细胞淋巴瘤是非霍奇金淋巴瘤(NHL)中比较少见而独特的亚型,在2001年和2008年WHO淋巴瘤分类中均属于成熟T/NK细胞淋巴瘤,包括原发病灶在上呼吸消化道(鼻腔、鼻咽、副鼻窦、腭)内的鼻腔NK/T细胞淋巴瘤和原发病灶在上呼吸消化道以外的鼻外NK/T细胞淋巴瘤。该病以血管中心性病变为主要特点,瘤细胞表达CD3ε、CD56,EBV常阳性。临床呈侵袭性,目前尚无标准治疗方案,多采用化疗、放疗等治疗方法,一般预后较差。

【流行病学】

本病的发病率在不同地区和人种中差异较大，亚洲、中南美洲地区发病率较高，欧洲和北美洲地区罕见。在中国，鼻腔 NHL 以 NK/T 细胞淋巴瘤为主。男性患者明显多于女性，男女比约为 2∶1，中位发病年龄为 44～45 岁。

【病因和发病机制】

(1)病因尚不明确：该病与 EBV 感染有密切关系，鼻腔 NK/T 细胞淋巴瘤 EBV 阳性率高达 80%～100%，而鼻外 NK/T 细胞淋巴瘤 EBV 阳性率较低。EBV 病毒的负荷与疾病进展、治疗反应差、预后不良等有关。

(2)发病机制不甚明确。

【病理特点】

1.组织学特点　不论是鼻内病灶还是鼻外病灶，病变累及部位的组织学改变相似。弥漫分布的肿瘤细胞常围绕血管并侵入血管生长，导致组织缺血和广泛坏死，因此称为“血管中心性淋巴瘤”，病灶中常有广泛的凝固性坏死灶。肿瘤细胞大小不等，细胞核不规则，染色质呈细颗粒状，核仁不明显，细胞质中等，胞质淡染或透亮，核分裂象易见。肿瘤坏死常导致炎性反应，可见较多反应性炎症细胞。

2.免疫表型　鼻型结外 NK/T 细胞淋巴瘤起源于成熟 NK 细胞或 NK 样 T 细胞，因此肿瘤细胞常同时表达 NK 细胞抗原、T 细胞抗原及细胞毒性相关蛋白，如 $CD56^+$、$CD3\varepsilon^+$、$CD45RO^+$、$CD43^+$、$CD2^+$、$CD8^+$、$CD7^+$、TIA-1^+、GrB^+、穿孔素阳性等。另外，约 80%～100%患者 EBV 阳性，分子杂交方法检测 EBER 阳性。上述抗原表达也有一定异质性，极少数患者 $CD56^-$ 或 EBV^-。所有病例都不表达 B 细胞抗原。

3.遗传学或分子生物学异常　鼻型结外 NK/T 细胞淋巴瘤无特征性细胞遗传学改变，较常见的有 del(6)(q21q25)和 i(6)(pl0)。常见的分子生物学异常有 p53 基因突变，表观遗传学异常等，但这些异常与该病之间的确切关系仍不明确。

【临床表现】

临床表现主要依病变部位而不同。

1.鼻咽部病灶的表现　患者常有鼻塞、流涕、鼻出血、颜面肿痛、嗅觉改变、头痛等，查体可见前庭、鼻腔占位性病变，常伴有黏膜糜烂和坏死，部分患者有鼻中隔穿孔、软硬腭穿孔，颜面肿胀伴有压痛，病变累及鼻泪管或眼眶时常有溢泪、复视、眼球突出等；累及咽鼓管时常有听力明显减退；病灶累及鼻咽、口咽、喉咽等部位时可出现咽痛、声音嘶哑等表现。绝大多数患者同时合并有阻塞性鼻窦炎，出现局部感染的表现。

2.鼻外病灶的表现　随病情进展，鼻型结外 NK/T 细胞淋巴瘤可出现系统性播散，常累及皮肤、肝、淋巴结、肺、胃肠道、睾丸、骨髓、脾、中枢神经系统等，可出现受累器官的相应症状。

3.全身表现　多数患者伴有全身症状，如 B 症状（发热、盗汗、体重减轻）、乏力、食欲减退等。少数患者可出现噬血细胞综合征，表现出相应的临床表现，如持续高热、脏器功能衰竭、全血细胞减少等。

【实验室检查】

1.血常规　大多数患者无异常，若肿瘤侵及骨髓可出现血细胞一系或多系异常。另外，多数患者常合并有鼻咽部感染，可出现感染性血象改变；病变广泛累及骨髓或并发噬血细胞综合征者可出现血细胞减少。

2.生化检查　部分患者可出现血清 LDH 和 β_2-MG 升高，白蛋白降低等。

3.骨髓检查　大部分患者骨髓象大致正常，病变累及骨髓时，骨髓细胞学检查、活检、流式细胞仪免疫分型等检查可见肿瘤细胞。

【影像学检查】

CT、MRI 等检查见鼻腔、鼻前庭软组织占位性病变，边界不清，形状不定。增强扫描后强化效果不一，早期病变常累及一侧鼻腔，病变进展后可见鼻中隔及软腭、硬腭穿孔，侵犯对侧鼻腔或口腔。鼻腔、鼻咽、口咽黏膜增厚或溃疡形成。部分病例有副鼻窦累及，表现为相应鼻窦腔被软组织填充或黏膜增厚；鼻背和颜面软组织增厚，部分患者病变可侵及眼眶及骨质。PET/CT 检查可以明确病灶范围，鉴别阻塞性鼻窦炎、反应性增生等病变，还能明确全身有无播散性病灶，是更精确的检查方法。

【诊断及鉴别诊断】

1.诊断　主要依据病理学及免疫组化检查，组织学见血管中心性病变，瘤细胞广泛浸润血管壁形成洋葱样或球状病变，有组织缺血和广泛坏死。免疫组化检查见肿瘤细胞 $CD2^+$、$CD3\varepsilon^+$、$CD3^-$、$CD56^+$ EBV^+ 或 $CD56^-$ EBV^+、穿孔素阳性、GrB^+、$TIA\text{-}1^+$。

2.分期　主要根据 Ann Arbor 分期系统，鼻型分为ⅠE 期、ⅡE 期、ⅢE 期、ⅣE 期。有专家建议ⅠE 期患者再根据原发病变范围分为ⅠE 期局限组（病变局限于鼻腔内）和ⅠE 期超腔组（病变范围超出鼻腔），以便充分估计预后。

3.鉴别诊断

（1）侵犯鼻部的外周 T 细胞淋巴瘤：表现与鼻型 NK/T 细胞淋巴瘤类似，但 CD56 阴性，TCR 多阳性。

(2)良性淋巴增殖性疾病:临床上表现为黏膜表面粗糙或有多数细颗粒状突起,病理检查常可见在黏膜下淋巴滤泡或以小淋巴细胞为主的混合细胞浸润,无周围组织及骨质破坏。免疫表型检测没有单一增生细胞群出现,EBER 原位杂交多为阴性或仅有个别细胞阳性。

(3)非淋巴细胞来源恶性肿瘤:如鼻腔低分化癌、恶性黑色素瘤、胚胎性横纹肌肉瘤等,可结合病理形态及相关肿瘤细胞分化抗原检测进行区别,借助细胞角化蛋白 CK、HMB45 和结合蛋白等标记可进行鉴别。

【治疗】

由于病例数较少及存在地域差别,目前没有标准治疗方案,治疗方式主要有放疗、化疗及放化疗结合等。

1.*放疗* 是早期(ⅠE 期)鼻腔 NK/T 细胞淋巴瘤的主要治疗手段,肿瘤细胞对放疗敏感。有结果显示ⅠE 期、ⅡE 期单纯放疗 5 年总生存率(OS)为 66%,5 年无进展生存率(PFS)为 61%。化疗失败后,如果肿瘤较局限,也可以选择挽救性放疗。根治性照射剂量为 50～55Gy。肿瘤残存时,应补量照射 10～15Gy,预防照射剂量为 40Gy。

2.*化疗* 本病适合短疗程化疗,单纯 CHOP 方案效果不佳,生存率低于放疗。有研究认为,蒽环类药物对于鼻腔 NK/T 细胞淋巴瘤效果欠佳。目前临床上推荐的化疗方案包括:CHOP 及 CHOP 样方案,如 CHOPE、EPOCH 等方案,还有 IMEP 方案等。难治复发病例可用含有左旋门冬酰胺酶(L-ASP)的方案化疗,如 LOP 等有一定疗效。此外,还有报道以下方案可以提高患者的 CR 率:ADV、SIMLE 等方案。其他治疗方案如 CEOP-B、COP-BLAM、m-BACOD、BACOP 和 proMACE-CytaBOM 均有应用。由于报道病例数少,缺乏长期随访资料,治疗结果差异很大,很难评价各治疗方案的优劣。

3.*联合治疗* 放、化疗联合仍然是目前应用最多的治疗方法,联合治疗的模式有:

(1)先放疗后化疗:对于病变局限的早期患者,首先给予放疗诱导 CR,后行全身化疗预防局部复发和远处播散。对于局限于鼻腔的ⅠE 期患者是否需要化疗巩固,目前仍有争议。

(2)先化疗后放疗:对于超鼻腔的患者为了防止病变播散,可先化疗 2～6 个疗程不等,部分患者由于化疗中病变进展而进行放疗。

(3)“三明治”法:化疗 2～4 疗程后加入放疗,然后完成化疗,在病情尚能控制的情况下较为常用。

4.造血干细胞移植　常规化疗失败或复发患者可应用自体造血干细胞移植(Auto-HSCT)或异基因造血干细胞移植(Allo-HSCT)。对于 NR 或 PR 患者,应早期进行 Allo-HSCT。

5.其他　蛋白酶体抑制剂、去甲基化药物等在研制试用中。

【预后】

本病为侵袭性淋巴瘤,复发率较高,预后不良,结外复发主要为皮肤、肝脏、肺、骨髓、睾丸、脾等器官。Ⅰ、Ⅱ期患者 5 年 OS 为 37.9～42.0%,Ⅳ、Ⅲ期 5 年 OS 为 7%～25%。疾病进展及不良预后因素有:IPI 分值高,一般状况差,Ⅲ/Ⅳ期,年龄大于 60 岁,病灶超鼻腔,高 LDH,侵及皮肤和骨,高 EBV-DNA,骨髓存在 EB 病毒阳性细胞等。有些研究发现其他不良预后指标有 Ki-67 高、发热、首次治疗无效等。发生于鼻腔外的结外 NK/T 细胞淋巴瘤生存期短,对治疗反应差。

第五章　浆细胞病

第一节　多发性骨髓瘤

多发性骨髓瘤(MM)是骨髓中浆细胞进行性异常增生的恶性肿瘤。其特征为骨髓浆细胞瘤和一株完整性的单克隆免疫球蛋白(IgG、IgA、IgD或IgE)或Bence Jones蛋白质(游离的单克隆性κ或γ轻链)过度增生。多发性骨髓瘤常伴有多发性溶骨性损害、高钙血症、贫血、肾损害,而且对细菌性感染的易感性增高,正常免疫球蛋白的生成受抑。

【流行病学】

(1)我国骨髓瘤发病率约为1/10万,西方发达国家约为4/10万。

(2)发病年龄大多为50～60岁。

(3)男女发病之比为3∶2。

【病因】

病因不明。在骨髓瘤患者培养的树突状细胞中,发现了与卡波西肉瘤相关的疱疹病毒,这提示两者存在一定的联系。该病毒编码白介素-6(IL-6)的同系物。人类IL-6可促进骨髓瘤生长,同时刺激骨的重吸收。此种特殊的细胞来源尚不明了,通过免疫球蛋白的基因序列和细胞表面标志分析提示为后生发中心细胞恶性变而来。

【分类】

1.分型

(1)IgG型:多见,占55%～70%,分泌轻链者占50%～70%,κ/λ比例为(2～3)∶1。易感染,病程长,高钙血症和淀粉样变较少见,预后在各型中最好。

(2)IgA型:占20%～27%,分泌轻链者占50%～70%,κ/λ比例为(1～2)∶1。感染较少见。高钙血症明显,合并淀粉样变,出现凝血异常及出血倾向机会较多,预后较差。

(3)IgD型:少见,仅占1%～2%,分泌轻链者占90%,κ/λ比例为1∶9。瘤细胞分化较差，易并发浆细胞性白病，几乎100%合并肾损害，生存期短。

(4)IgE型：罕见，多为λ型。易合并浆细胞性白血病。

(5)IgM型：罕见，易发生高黏滞血症或雷诺现象。

(6)轻链型：占20%，分泌轻链者占100%，κ/λ比例为1.2∶1。80%～100%有凝溶蛋白尿，极易出现高钙血症、肾功能不全和淀粉样变性，预后很差。

(7)双克隆或多克隆型免疫球蛋白型：占2%，亦可为双轻链型。

(8)非分泌型：占1%以下，血中无M蛋白，尿中无凝溶蛋白。

2.分期

(1)Ⅰ期：血清 β_2 微球蛋白<6.0mg/L，血清清蛋白>30g/L。

(2)Ⅱ期：血清 β_2 微球蛋白>6.0mg/L，血清清蛋白>30g/L。

(3)Ⅲ期：血清 β_2 微球蛋白>6.0mg/L，血清清蛋白<30g/L。

3.多发性骨髓瘤的变异型

(1)冒烟性骨髓瘤。

(2)浆细胞白血病。

(3)骨硬化骨髓瘤(POEMS综合征)。

(4)骨孤立性浆细胞瘤(孤立性骨髓瘤)。

(5)髓外浆细胞瘤。

【临床表现】

发病年龄大多为50～60岁，40岁以下者较少见，男女发病之比为3∶2。

1.骨髓瘤细胞对骨骼和其他组织器官的浸润与破坏所引起的临床表现

(1)骨痛：骨痛常为早期及主要症状，随病情发展而加重。疼痛部位多在骶部，其次是胸廓和肢体。活动或扭伤后骤然剧痛者有自发性骨折可能，多发生在肋骨、锁骨、下胸椎和上腰椎。多处肋骨或脊柱骨折可引起胸廓或脊柱畸形。

(2)髓外浸润：以肝、脾、淋巴结和肾为多见，半数有脾大。孤立性骨髓瘤也见于软组织，如口腔及呼吸道等。

(3)以胸腰椎破坏压缩，压迫脊髓所致截瘫为多见。

2.血浆蛋白异常引起的临床表现

(1)感染：容易发生细菌性肺炎和尿路感染，甚至败血症。

(2)高黏滞性综合征：症状有头晕、眩晕、眼花、耳鸣，并可突然发生意识障碍、手指麻木、冠状动脉供血不足、慢性心力衰竭等。

3.出血倾向　以鼻出血和牙龈出血为多见，皮肤紫癜也可发生。

4.肾损害　常为本病重要表现之一。临床表现有蛋白尿、管型尿甚至肾衰竭，肾性贫血，为仅次于感染的致死原因。

5.其他表现

(1)脊髓与神经根压迫：开始是神经根痛，局限于某一区域，在咳嗽、喷嚏、活动时加剧，逐渐出现肢体麻木、知觉减退、运动障碍，最后导致二便失禁与截瘫。

(2)骨髓瘤性脑膜炎：骨髓瘤细胞浸润，可以在脑脊液中发现浆细胞与蛋白，但数量一般不高。

(3)颅神经瘫痪：是由颅底部骨髓瘤压迫颅神经所致。

(4)腕管综合征：是由淀粉样物质沉积在腕部屈肌的肌腱附近，围困住正中神经，而不是正中神经本身被淀粉样物质浸润，因此最简单的处理是切开此束带。

(5)多发性神经病变：有3%～5%患者可发生弥漫的双侧对称性进行性四肢远端感觉与运动障碍。其中一半患者伴淀粉样变，多见于老年男性，以感觉障碍居多。亦见迷走神经症状，如位置性头晕、无力、膀胱功能障碍、出汗减少等。

(6)关节肿痛、畸形：主要是骨质损害与淀粉样物质沉积所致。

6.多发性骨髓瘤的变异型

(1)冒烟性骨髓瘤：血清M-蛋白＞30g/L，骨髓涂片浆细胞＞10%，但缺乏贫血、肾损害或骨骼病变等临床征象。不需治疗，病情可维持多年而无进展。

(2)浆细胞白血病：患者周围血内浆细胞＞20%，绝对计数＞2×10^9/L。本病中约60%为原发性，40%由MM转化而来，称为继发性浆细胞白血病。原发性者肝、脾、淋巴结肿大发生率高，血小板较多而骨骼病变罕见，血清M-蛋白低。

(3)骨硬化骨髓瘤(POEMS综合征)：以多发性神经病变、器官肥大、内分泌异常、M-蛋白和皮肤病变为特征。诊断主要根据骨硬化病灶活检中有单克隆浆细胞存在。

(4)骨孤立性浆细胞瘤(孤立性骨髓瘤)：组织学上证实骨内孤立的瘤体内含单克隆浆细胞，而其他骨骼X线摄片和骨髓穿刺均无MM证据。如有M-蛋白，孤立病灶的放射治疗常可使之消失。部分病人可无症状生存达10年。

(5)髓外浆细胞瘤：浆细胞瘤生长于骨髓以外的部位，常见于上呼吸道，特别是鼻腔、鼻窦、鼻咽和喉部。骨髓象、X线骨骼摄片和血、尿检查均无MM证据。病变可转移至局部淋巴结或发展为MM。

【并发症】

1.骨折　病理性骨折，常见于颅骨、盆骨、肋骨、脊柱骨等。

2.高钙血症　骨髓瘤合并高钙血症在欧美患者中的发生率可达30%～60%，临床可表现为食欲缺乏、恶心、呕吐、烦渴性多尿、昏迷。

3.肾损害　是MM常见和重要的并发症,也是患者死亡的主要原因之一。它可发生在多发性骨髓瘤的任何阶段。

4.高黏滞综合征　在MM患者中发生率为10%,常表现视力下降、意识障碍、中枢神经系统紊乱、心力衰竭等。

5.血液系统并发症　贫血、出血、血栓。

6.感染　在病程中可反复出现感染、发热,如皮肤感染、肺部感染等。

7.淀粉样变性　引起相应的临床表现,包括舌肥大、腮腺肿大、心肌肥厚、心脏扩大、腹泻、外周神经病、肝脾大等。

8.神经系统损害　MM合并神经系统损害的发病率28.6%～40%,包括脊髓压迫、神经根脊髓压迫等。

【辅助检查】

1.骨髓象　骨髓中异常浆细胞>15%。

2.骨骼的X线检查　①广泛的骨质疏松。②局灶性的溶骨性损害。③病理性骨折。溶骨性损害多见于颅骨、骨盆、脊柱、肋骨、股骨和肱骨的近端。常呈多个、大小不等的圆形或卵圆形穿凿样透光缺损,边缘清晰,周围无新骨形成现象。病理性骨折以脊柱的压缩性骨折最为典型。

3.免疫学检查　相应单克隆免疫球蛋白,IgG、IgA、IgM、IgD、IgE升高。

4.尿改变　尿蛋白阳性,尿Bence-Jones蛋白阳性。

5.血液生化　①球蛋白升高,大多在30～80g/L或更高,正常球蛋白减少。②血清钙正常或增高,血清磷酸盐正常。③肾衰竭时,血尿素氮及肌酐增高。

6.血常规　早期血红蛋白一般在100～110g/L,晚期常<80g/L;白细胞计数可正常。血小板计数常减少。血涂片中红细胞形成缗钱状为特征性改变。因血浆球蛋白增高,因而可影响血型鉴定和交叉配血试验。

【诊断】

1.多发性骨髓瘤

(1)骨髓中浆细胞>15%并有原浆或幼浆细胞,或组织活检证实为浆细胞瘤。

(2)血清单克隆免疫球蛋白(M蛋白)IgG>35g/L;IgA>20g/L;IgM>15g/L;IgD>2g/L;IgE>2g/L;尿中单克隆免疫球蛋白轻链(本周蛋白)>1g/24h。

(3)广泛骨质疏松和(或溶骨病变)。

符合第1和第2项即可诊断MM。符合上述所有3项者为进展性MM。诊断IgM型MM时,要求符合上述所有3项并有其他MM相关临床表现。符合第1和第3项而缺少第2项者,属不分泌型MM,应注意排除骨髓转移癌,若有可能,应进一步鉴别属不合成亚型抑或合成而不分泌亚型。

2.孤立性浆细胞瘤

(1)单个骨或软组织浆细胞瘤。

(2)骨髓中无单克隆浆细胞增生。

(3)无M-蛋白,或有少量M-蛋白但随单个浆细胞瘤消失而消失。

(4)不符合多发性骨髓瘤诊断标准。

3.髓外浆细胞瘤

(1)原发于骨髓和骨骼外的浆细胞瘤,经病理证实。

(2)骨髓象及骨骼正常。

(3)无多发性骨髓瘤相关临床表现及相关实验室检查阳性指标。

4.POEMS综合征

(1)多发性周围神经病变。

(2)有脏器肿大:肝脾肿大多见。

(3)有内分泌病:男性阳痿,女性闭经,糖尿病多见。

(4)有M-蛋白或浆细胞瘤。

(5)有皮肤病变:多毛、色素沉着多见。

(6)有骨硬化病变或Castleman病或视盘水肿。

上述几项中,M-蛋白和周围神经病变是主要诊断标准,其余为次要标准。诊断POEMS综合征必须具备两项主要标准及至少一项次要标准。

【鉴别诊断】

1.反应性浆细胞增多症　骨髓瘤中浆细胞增多,均为正常成熟浆细胞;免疫球蛋白呈正常多克隆性增多,且水平升高有限(如IgG<30g/L);临床上常有原发性疾病的表现,无MM相关临床表现。

2.意义未明的单克隆γ球蛋白病(MGUS)　MGUS具有以下特点:骨髓浆细胞<10%,形态正常,且浆细胞标记指数(PCL)<0.8%;M成分IgG<30g/L,IgA<20g/L,正常免疫球蛋白不减少;没有骨质病变和MM相关症状(贫血、肾功能不全、高钙血症、高黏滞综合征、感染)。

3.肾病　肾损害是MM的重要临床表现之一。MM患者易与“慢性肾小球肾炎”“肾病综合征”混淆。鉴别肾疾病与MM并不困难,关键在于能否想到MM的可能性。遇到老年患者有肾损害的同时还有骨骼疼痛或与肾功能不全并不平行的贫血(肾性贫血与肾功能不全程度平行)时,进行有关MM检查。

4.原发性巨球蛋白血症　又名Waldenstrom巨球蛋白血症,属浆细胞病范畴。

特点是血清中出现大量单克隆免疫球蛋白 IgM，骨髓中有淋巴浆细胞样细胞增生、浸润。Waldenstrom 巨球蛋白血症与 MM 相似，均多发于老年人，血清中又都可有大量单克隆 IgM，但 Waldenstrom 巨球蛋白血症骨髓中是淋巴细胞样浆细胞增生，一般无溶骨性病变，高钙血症、肾功能不全少见。需与 IgM 型 MM 鉴别。

5.原发性系统性淀粉样变性　与 MM 同属恶性浆细胞范畴，MM 可以伴发系统性淀粉样变性，两者在临床表现上也有相似之处，但治疗及预后却有不同之处。

临床表现是由于淀粉样物(即免疫球蛋白的轻链)沉淀于组织器官中而引起。实验室检查可能(但并不一定)发现血清和(或)尿中有单克隆免疫球蛋白轻链，尿 Bence-Jones 蛋白阳性，低白蛋白血症，肾功能不全(血尿素氮、肌酐升高)。骨髓中无骨髓瘤细胞浸润，骨骼无溶骨性病变，无高钙血症、高黏滞综合征。

6.重链病　是一种少见的恶性浆细胞病，其特征是病变克隆浆细胞合成和分泌不完整单克隆免疫球蛋白，即仅有重链而轻链缺如。目前仅发现 γ、α、μ、δ 4 种重链病，尚无 ε 重链病病例报告。

临床表现和实验室检查所见均依重链类型不同而不同。和 MM 的鉴别主要依赖免疫电泳发现血中仅有单克隆免疫球蛋白重链存在，而无单克隆免疫球蛋白轻链存在。血和尿中免疫球蛋白轻链定量测定可帮助鉴别重链病和 MM，前者血和尿中无，而后者血和尿中有单克隆免疫球蛋白轻链存在。

7.伴发于非浆细胞病的单克隆免疫球蛋白增高　单克隆免疫球蛋白增多也可见于下列非浆细胞疾病，偶可伴发单克隆免疫球蛋白增多：慢性感染、自身免疫性疾病、恶性血液病、非恶性血液病、非血液系统恶性肿瘤、神经系统疾病、皮肤病、器官移植。鉴别要点如下：

(1)单克隆免疫球蛋白增高水平有限，通常 IgG＜30g/L、IgA＞20g/L、IgM＜10g/L。

(2)本身不引起任何临床症状，其临床表现完全取决于原发病。

(3)骨髓穿刺无骨髓瘤细胞，X 线检查无溶骨性病变。

8.腰痛性疾病　腰痛是多发性骨髓瘤的主要症状之一。多发性骨髓瘤常被误诊为“腰肌劳损”“椎间盘突出”“腰椎结核”“骨质疏松”等疾病。当老年患者以腰痛为主诉就诊时，尤其腰痛呈持续性和活动后加重，局部有压痛，伴有贫血或红细胞沉降率显著增快，尽管 X 线检查未见溶骨性病变或压缩性骨折，也应进行有关检查(骨髓穿刺、蛋白电泳、免疫电泳等)，排除或肯定多发性骨髓瘤的诊断。

9.骨转移癌　恶性肿瘤易发生骨转移，引起骨痛、溶骨性病变、贫血等临床表现，与多发性骨髓瘤有相似之处，需予以鉴别。

(1)一般血中无 M-成分,即使偶而伴发单克隆免疫球蛋白增多,其增高水平也有限。

(2)骨髓穿刺或活检可见成堆转移癌细胞,该细胞形态及分布与骨髓瘤细胞显著不同。

(3)免疫表型为 AE1/AE3 阳性。

(4)有其原发肿瘤的临床表现。

10.其他侵犯骨骼而需与 MM 鉴别的疾病　①甲状旁腺功能亢进:骨质改变特点是广泛脱钙、纤维囊性骨炎和骨囊肿形成;血和尿中无单克隆免疫球蛋白或其轻链,骨髓中无骨髓瘤细胞。②淋巴瘤可侵犯骨骼形成骨骼肿物:骨髓中无骨髓瘤细胞;无广泛骨质疏松和多发性溶骨病变;病理检查。③其他肿瘤侵犯骨骼,形成骨骼肿瘤:纤维肉瘤、尤文肉瘤、神经外胚叶瘤、血管肉瘤、佩吉特肉瘤。

【治疗】

1.一般治疗　①血红蛋白低于 60g/L 输注红细胞;②高钙血症:等渗盐水水化,每日补液至少 2000mL;泼尼松 20mg 口服,每天 3～4 次;③高尿酸血症:别嘌呤醇 100mg,口服,每天 3 次;水化;碱化,口服碳酸氢钠;④高黏滞血症:血浆交换治疗;⑤肾衰竭:血液透析;⑥感染:联合应用抗生素治疗对反复感染的病人用丙种球蛋白预防性注射有效;⑦骨痛:二膦酸盐,常用帕米膦酸盐每月 60～90mg,静脉点滴。放射性核素内照射有控制骨损害、减轻疼痛的疗效。

2.化疗

(1)MP 方案:美法仑 2mg,口服,每天 3 次;泼尼松 20mg,口服,每天 3 次,疗程 7d,重复治疗 1～2 年。

(2)M2 方案:卡莫司汀 $25mg/m^2$,环磷酰胺 $400mg/m^2$,长春新碱 $1.4mg/m^2$,均第 1 天静脉注射;美法仑同上,泼尼松 $40mg/m^2$,口服 14d。

(3)VAD 方案:长春新碱 0.5mg/d,阿霉素 10mg/d,地塞米松 40mg/d,均第 1～第 4天,第 17～第 20 天静脉滴注。

(4)VBAP 方案:长春新碱 2mg/d,卡莫司汀 60～80mg/d,阿霉素 40～60mg/d,均第 1 天静脉注射,泼尼松 60～100mg/d,第 1～第 5 天口服。

3.沙利度胺(反应停)　50～600mg/d,分 2～3 次口服,对部分骨髓瘤患者治疗有效。本药可致畸胎,妊娠妇女禁用。

4.α-干扰素　300 万～500 万 U/d 皮下注射,3 次/周,疗程超过 6 个月。

5.骨髓移植　自体骨髓、自体外周血干细胞及异体骨髓移植均可用于多发性骨髓瘤治疗。

6.万珂(硼替佐米)　对多种肿瘤具有活性，尤其对多发性骨髓瘤疗效显著。用法 1.3mg/m^2，每周注射 2 次，连续注射 2 周后停药 10d。3 周为 1 个疗程，两次给药至少间隔 72h。

7.放疗　适用于髓外浆细胞瘤、骨孤立性骨髓瘤或疼痛难以耐受的局部病灶。

【注意事项】

多发性骨髓瘤的预警信号：

(1)不明原因的骨骼浸润和破坏，常引起骨质疏松、骨折、骨痛等早期主要症状，病变主要位于扁骨，可为多发骨破坏。

(2)不明原因的贫血。

(3)不明原因的肾损害，主要表现为蛋白尿、管型尿、急性肾衰竭等。

(4)不明原因的高钙血症。

第二节　重链病

重链病(HCD)是淋巴浆细胞的恶性肿瘤，以恶性增殖的单克隆淋巴浆细胞合成和分泌大量结构均一、分子结构不完整的单克隆免疫球蛋白为特征，该蛋白仅由重链组成而不含轻链。

【流行病学】

(1)γ 重链病的报道见于世界各地。发病年龄 9～81 岁，其中 75%患者大于 60 岁。男性略多于女性。

(2)α 重链病在全世界不同人种和区域均有报道，但多数病例在地中海地区和中东。男性略多于女性。好发于年轻人，多数为 20～30 岁。

(3)μ 重链病发病年龄多数在 40 岁以上，男性略多于女性。

【病因】

具体病因尚不清楚。现已知道，本组疾病是由于 B 淋巴细胞的突变，使其合成免疫球蛋白的功能发生紊乱，以致仅产生 HC(重链)或产生有缺陷的 HC，使轻链(LC)和 HC 不能形成完整的免疫球蛋白，血浆中出现大量无免疫功能的 HC。

1.γ 重链病　本病约 1/4 的 γ 重链病患者并发自身免疫性疾病，以类风湿关节炎为最常见，其次为自身免疫性溶血性贫血、干燥综合征、系统性红斑狼疮、脉管炎、特发性血小板减少性紫癜及重症肌无力等。自身免疫性疾病又可促使本病进展，提示慢性抗原刺激可能与本病的发病机制有关，少数患者可有结核及慢性胆囊炎史，或在诊断本病前已有多年高 γ-球蛋白血症。

2.α 重链病　本病是重链病中最常见的类型，寄生虫、细菌、病毒等肠道感染流行区是本病的好发地区，说明其病因与感染有关。此外，本病可能与遗传因素有关。肿瘤、病毒也可能起一定的致病作用。前者影响基因，致使 IgA 重链和轻链间不协调。细胞遗传学发现，α 重链病存在 14q32 及 9p11 的复合易位。

3.μ 重链病　绝大多数患者先有长期慢性淋巴细胞白血病或非霍奇金淋巴瘤病史。

【发病机制】

本病肾损害的发病机制可能与原发性淀粉样变或轻链沉积病肾损害发病机制类似。由于浆细胞发生突变并异常增殖，合成功能障碍，只产生免疫球蛋白的重链或有缺陷的重链，不能与轻链组成完整的免疫球蛋白分子，致使血清和尿中出现大量游离的无免疫功能的重链，称为重链病。

【分类】

(1)γ 重链病。

(2)α 重链病：最常见。

(3)μ 重链病。

(4)δ 重链病。

【临床表现】

(1)α 重链病(Selingman 病)：最常见的临床表现是严重吸收不良综合征的肠型，起病呈渐进性，早期呈间歇性腹泻，以后表现为持续性腹泻，伴有腹痛、脂肪泻，晚期可出现消瘦、脱水、肠梗阻、肠穿孔、腹水、腹部包块等，发热少见，肝脾淋巴结大多无肿大。少见反复呼吸道感染的肺型，可有胸腔积液和纵隔淋巴结肿大。

(2)γ 重链病(Frankin 病)：γ 重链病是最早发现的重链病，其临床特征是患者血、尿中均可检测到单克隆的 γ 重链。由于本病的临床和病理表现变异较大，有人将本病分为 3 大类：①播散性淋巴增殖病变；②局限性淋巴增殖病变；③无明显淋巴增殖病变。

本病临床表现如下。

①淋巴结肿大：多见于颈部、腋窝，也可见于锁骨上，颌下及腹股沟部位，疾病进展期可有全身浅表淋巴结肿大，肿大的淋巴结质坚，无粘连，无压痛，少数患者可仅有深部淋巴结肿大，咽淋巴环淋巴结肿大可引起上腭、腭垂水肿，造成呼吸困难。

②肝脾肿大：50％～60％的病例可见肝或脾肿大。

③其他症状：表现为发热、皮下结节的皮肤损害，1/3 病例可伴有自身免疫性疾病，如 SLE、类风湿关节炎、溶血性贫血等，也有表现甲状腺、腮腺等部位的髓外

浆细胞瘤。

(3)μ重链病临床表现可有发热、贫血、肝脾大，少数可有骨髓破坏和病理性骨折。

(4)δ重链病表现具有多发性骨髓瘤、肾衰竭的特点，颅骨有溶骨性损害，骨髓中有异常浆细胞。

【并发症】

感染、肾衰竭、病理性骨折是本病的主要合并症，早期应积极治疗加以预防。

1.γ重链病　本病约1/4的γ重链病患者并发自身免疫性疾病，以类风湿关节炎为最常见，其次为自身免疫性溶血性贫血、干燥综合征、系统性红斑狼疮、脉管炎、特发性血小板减少性紫癜及重症肌无力等。

2.α重链病　后期可演变为网状细胞肉瘤或免疫母细胞肉瘤。

3.μ重链病　少数患者可有淀粉样变、病理性骨折及淋巴瘤样病变。

【辅助检查】

1.外周血　α重链病、μ重链病常有轻至中度贫血，γ重链病几乎所有病例均有轻或中度贫血，部分有重度贫血。部分病例可见白细胞减少和粒细胞减少，分类可见异型淋巴细胞、浆细胞和嗜酸性粒细胞增多，15%～25%病例可同时有血小板减少。

2.Coombs试验　少数病例可有Coombs试验阳性的自身免疫性溶血性贫血。

3.血清蛋白检查　α重链病的血清蛋白电泳在α_2-β区之间可见一异常增大较宽的区带，免疫电泳显示异常蛋白与抗α重链抗血清反应，而不与抗轻链血清反应，α重链病多数属α_1亚型，由于本病不能合成轻链，故尿本-周蛋白阴性。γ重链病的血清蛋白电泳最常见在β_1或β_2区出现异常带，免疫电泳显示异常蛋白可与特异的抗γ重链抗血清起反应，而与κ或λ轻链不起反应，γ重链蛋白可分为4个亚型：最常见的是γ_1，其次γ_3，较少见是γ_4和γ_2。μ重链病血清蛋白电泳在α_2区或α-β区之间显示有单株峰，免疫电泳显示快速移动的双弧曲线，且和抗μ链血清起反应而与抗轻链血清不发生反应，多数病例尿中可检测到本一周蛋白，多为κ型。δ重链病的血清蛋白电泳在β区和γ区之间可见一小段窄带，被认为是δ重链的四聚体。α、γ、μ重链病均可有低蛋白血病和正常免疫球蛋白下降。

4.骨髓　γ重链病的骨髓象，60%病例可有浆细胞、淋巴细胞或浆细胞样淋巴细胞增多。μ重链病骨髓检查以淋巴细胞增多为主，同时伴浆细胞增多，且多数浆细胞内有空泡。

5.其他检查　血沉加快，α重链病常有低钾、低钠和低镁血症。

6.X线和内镜检查　α重链病时X线钡剂检查可见十二指肠、空肠黏膜皱襞肥大和假息肉形成，可有管腔狭窄或充盈缺损、液平面，腹部CT可显示腹膜后淋巴结肿大，纤维内镜伴活检对α重链病的诊断意义颇大，内镜下可见5种基本形态：浸润型、结节型、溃疡、马赛克型、单纯黏膜皱襞增厚型，以上5型可单独或联合出现，以浸润型最具特征性。病理活检可有3种表现：成熟的浆细胞和淋巴浆细胞浸润黏膜固有层，绒毛萎缩多变且不固定；不典型浆细胞或淋巴浆细胞和（或）不典型免疫母细胞样细胞至少深入到黏膜下；符合免疫母细胞淋巴瘤或者形成不连续的溃疡性肿瘤或者广泛的大片浸润，侵犯肠壁的全层。

7.染色体检查　α重链病常见染色体异常在14q32有基因重排，γ重链病染色体异常可表现为核型异常，非整倍体及复合染色体异常。

8.病理检查　γ重链病的淋巴结病理提示，38%表现为非霍奇金淋巴瘤的不同组织类型，36%有淋巴浆细胞增生，11%为浆细胞瘤。

α重链病最常累及小肠，按其病理改变分为3期：

(1)A期：表现为肠道黏膜固有层成熟浆细胞浸润，部分绒毛萎缩，肠系膜和腹膜后淋巴结可累及。

(2)B期：表现为非典型的浆细胞或非典型的免疫母细胞浸润至黏膜下层，绒毛结构消失。

(3)C期：表现为小肠和肠系膜淋巴结有明显的免疫细胞淋巴瘤，形成散在的溃疡型肿瘤，可穿破肠壁。

9.其他　根据病情需要做心电图、B超、肝肾功能、电解质、胃肠镜等检查。

【诊断】

1.临床表现

(1)γ重链病：乏力、发热、贫血、软腭红斑及红肿，肝、脾、淋巴结肿大；骨质破坏罕见。

(2)α重链病：慢性腹泻、吸收不良、进行性消耗。

(3)μ重链病：伴发于慢性淋巴细胞白血病或恶性淋巴细胞疾患；肝、脾肿大而浅表淋巴结肿大不显著。

(4)δ重链病：溶骨性骨质破坏、肾功能不全。

2.实验室检查

(1)γ重链病：轻度贫血、白细胞和血小板减少，外周血及骨髓中嗜酸性粒细胞增多，并可见不典型淋巴细胞样浆细胞；血及尿蛋白电泳仅见γ重链，而轻链缺如，尿中出现重链碎片。

(2)α 重链病:外周血及骨髓中有异常淋巴细胞或浆细胞,血、浓缩尿、空肠液蛋白免疫电泳仅有 α 重链,轻链缺如。

(3)μ 重链病:血清蛋白免疫电泳仅见 μ 重链,轻链缺如。

(4)δ 重链病:血清蛋白免疫电泳仅见 δ 轻链,轻链缺如。

本病各型的确诊均依赖免疫电泳证实仅有单克隆重链而轻链缺如。

【鉴别诊断】

1.*恶性淋巴瘤* 恶性淋巴瘤多数是多株峰免疫球蛋白升高,淋巴结病理学检查可确诊。

2.*多发性骨髓瘤* 多发性骨髓瘤临床上有骨痛、溶骨性损害,肾损害改变,骨髓中主要是恶性浆细胞增殖,血清中 M-蛋白主要是 IgG、IgA、IgD 或轻链多见。

3.*原发性巨球蛋白血症* 原发性巨球蛋白血症血清中单株 IgM 明显升高,骨髓与淋巴结中有异常的淋巴细胞、浆细胞、淋巴浆细胞样细胞增多与浸润,可以与重链病相鉴别。

4.*免疫增生性小肠病(IPSID)* 肠型 α-HCD 与 IPSID 的流行病学、累及脏器、临床表现、病理学检查和治疗手段均相似。文献报道的 IPSID 的诊断仅依赖小肠病理活检学检查,不管血清中是否找到 α-HCD 蛋白。据报道约 65%IPSID 患者血清中存在 α-HCD 蛋白,这部分病人实属 α-HCD。近年来认为 IPSID 是一种黏膜相关淋巴瘤(MALT)的特殊形式。

5.*慢性淋巴细胞白血病* 主要需与 γ-HCD 和 μ-HCD 鉴别,因为贫血、淋巴结和肝脾肿大均是它们较常见的临床表现,并且 μ-HCD 还可伴发于慢淋。以下几点有助两者鉴别。

(1)慢性淋巴细胞白血病病人以外周血和骨髓成熟淋巴细胞明显升高为特征,而 HCD 病人仅见淋巴细胞或浆细胞轻度增高。

(2)在淋巴结病理上,慢性淋巴细胞白血病淋巴结结构破坏,代之大量成熟淋巴细胞浸润,后者淋巴结结构多表现为慢性炎症改变。

(3)尽管部分慢性淋巴细胞白血病病人血清中存在 M-蛋白,但大多数为完整的单克隆免疫球蛋白,而 HCD 病人的 M 蛋白为单克隆游离不完整重链。

(4)对于血、尿中未发现 M-蛋白的病人,有时淋巴结或骨髓病理免疫组化检查是鉴别它们的根本手段。

6.*肠结核* 主要与肠型 α-HCD 鉴别。在临床上慢性腹泻、吸收不良、进行性消耗、发热、贫血和血沉增高在两者均多见,并且肠结核病人骨髓浆细胞也可表现反应性增多。血清、尿和小肠液 M-蛋白鉴定是鉴别两者的关键,纤维内镜检查及小肠活检也是两者鉴别诊断的根本手段。必要时，骨髓浆细胞克隆性鉴定也有助鉴别。此外，肠结核病人一般无蛋白尿，血清多克隆免疫球蛋白浓度常增高，而肠型 α-HCD 病人蛋白尿常见，血清多克隆免疫球蛋白浓度常降低。

【治疗】

1.α-重链病　对于尚无淋巴瘤证据的患者，应首先试用抗生素治疗，如四环素 2g/d，也可用氨苄西林（氨苄青霉素）或甲硝唑。若 3 个月内不见效或患者已有免疫增殖性小肠病或伴有淋巴瘤时，应采用化疗。化疗方案与淋巴瘤相同，即 CHOP（环磷酰胺、多柔比星、长春新碱、泼尼松）或 MOPP（氮芥、长春新碱、丙卡巴肼、泼尼松）。化疗常可取得疗效。但处于病程晚期（病理Ⅲ期）已有淋巴瘤的患者在化疗取得缓解后易复发，对此类病人可考虑强烈化疗及放射治疗后，辅以自体骨髓移植治疗。

2.γ-重链病　对无症状的患者可随诊观察。对出现症状的患者可用环磷酰胺、长春新碱、泼尼松联合化疗，或给予氧芬胂（马法兰）和泼尼松治疗，常可获得疗效。当咽部 Waldey 环受侵犯时，可加用局部放射治疗。

3.μ-重链病　目前无特别而有效的方法，可采用 COP 或 COP 加柔红霉素或加卡莫司汀。

【注意事项】

1.α-重链病　处于病程早期（病理Ⅰ期）并可用抗生素治疗取得缓解的病例，预后良好，有此类患者已存活 15 年以上的报道。处于病程中、晚期的病例常发展为淋巴瘤，预后较差。

2.γ-重链病　不同病人的预后差别很大，短则数月，长则 20 余年。疾病进展、并发感染可引起死亡。少数患者发展为浆细胞白血病而死亡。

3.μ-重链病　预后差，中位生存期 24 个月。

第三节　原发性巨球蛋白血症

原发性巨球蛋白血症（PM），是指血中 IgM 含量显著升高（＞10.0g/L）。巨球蛋白即免疫球蛋白 M（IgM），人体 IgM 正常含量是 0.6～2.0g/L。因其分子量巨大（950 000），故又称巨球蛋白。巨球蛋白是人体免疫抗体之一，具有溶菌、血型抗体、细胞膜抗原识别受体、激活补体等生物功能。

【流行病学】

(1)诊断时中位年龄 60 岁。

(2)男性发病占 60%。

【病因】

细胞遗传学研究,89%患者有克隆性改变。但异常表现多端或较复杂。涉及染色体 2、4 及 5 的变化或单体 16、18、19、20、21 及 22。另外有三体 12 被认为是原发性的巨球蛋白血症的核型变化。

用免疫荧光分析骨髓与外周血标本的活细胞与固定细胞,证实存在大量的表面有单株 IgM 的淋巴样细胞并呈现显著的多形性。在骨髓标本中荧光点的数量、大小及亮度在各个细胞之间变化多端,与慢性淋巴细胞白血病不同。外周血淋巴细胞不增多,但很多淋巴细胞有 sIgM,也有 sIgD。单克隆抗体研究表明这种单克隆的恶性细胞的组成包含有各个不同发育阶段的 B 细胞。细胞标志从淋系祖细胞、pro-B 细胞(CD19),pre-B 细胞(slg-)与 B 细胞(slg+,如 CD24)、成熟 B 细胞(CD20),甚至浆细胞(PCA-1)抗原,都能在单克隆 B 细胞上表达。存在各种不同的 CD45 亚型,从较少分化的 CD45RA 到 CD45RO(后期 B 细胞),此外还有 CD5、CD10 抗原以及黏附细胞及黏附细胞相关的分子如 CD116 及 CD9。与骨髓瘤不同,血液中存在大量异质性的肿瘤细胞群。流式细胞分析的研究表明,一些形态上似乎是正常的 B 细胞可表达单克隆蛋白。随着疾病进展,形态上可见的异常细胞逐渐增多。单克隆 B 细胞群的多少往往与病程相关。另外,CD4 减少,CD4/CD8 比率降低或倒置。

【临床表现】

(1)起病隐匿、缓慢,早期常无不适或乏力,体重减轻。

(2)贫血、出血(常见皮肤紫癜、鼻出血)。

(3)淋巴结、肝、脾肿大。

(4)部分巨球蛋白具有冷球蛋白性质,可引起血管栓塞和雷诺现象。

(5)高黏滞综合征可有视力障碍、一过性瘫痪,反射异常,耳聋、意识障碍甚至昏迷,亦可发生心力衰竭。

【并发症】

最常见的并发症为感染及发热,多为肺部感染,贫血严重时引起贫血性心脏病、肾功能不全、肾病综合征、神经系统病变、肝脾肿大等。

【辅助检查】

(1)外周血呈贫血,也可有白细胞及血小板减少。外周血涂片中可出现少量浆细胞样淋巴细胞。红细胞常呈缗钱状排列。

(2)血沉明显增快。

(3)骨髓象显示浆细胞样淋巴细胞弥漫性增生,常伴有淋巴细胞、浆细胞、组织嗜碱性粒细胞增多。

(4)血清蛋白电泳显示 γ 区出现 M 成分。应用免疫电泳可进一步鉴定此 M 成分为单克隆 IgM。免疫球蛋白定量法可测定单克隆 IgM 含量。

(5)病理检查:骨髓病理可见淋巴样细胞浸润,呈弥散型或结节型。淋巴结病理显示多形性细胞浸润,淋巴结与周围脂肪中可见不典型淋巴细胞、单核细胞、浆细胞及淋巴浆细胞等。细胞质内有 PAS 阳性物质存在。

(6)根据病情、临床表现、症状、体征选择做 CT、MRI、胸部 X 线片、B 超、心电图等检查。

(7)血黏度:2/3 患者血黏度增高,有时需要不同温度时测定血清黏度才能证实其增高。有的巨球蛋白有热球蛋白性质。在 50～60℃时沉淀,但冷却或进一步加热都不再溶解。

【诊断】

(1)老年患者有贫血、出血倾向、肝脾淋巴结肿大、高黏滞综合征表现。

(2)血清中单克隆 IgM＞10g/L。

(3)骨髓、肝脾淋巴结中有淋巴样浆细胞浸润。

血清中单克隆 IgM＞10g/L 和骨髓中淋巴样浆细胞浸润是诊断本病的必要依据。

【鉴别诊断】

1.继发性巨球蛋白血症　继发性巨球蛋白血症多为多克隆 IgM 增多且增高水平有限,若通过蛋白电泳、免疫电泳证实增多的 IgM 属多克隆性,则可诊断为继发性巨球蛋白血症。但是少数继发性巨球蛋白血症是单克隆性,鉴别此类继发性巨球蛋白血症与 Waldenstrom 巨球蛋白血症的要点是:①继发性巨球蛋白血症有其原发病(慢性淋巴细胞白血病淋巴瘤、类风湿关节炎等)的明显临床表现。②继发性巨球蛋白血症无骨髓中淋巴样浆细胞浸润的特点。③继发性巨球蛋白血症的单克隆 IgM 增高水平有限,往往不具有持续不断增高的特征。④正常多克隆性免疫球蛋白水平在继发性巨球蛋白血症一般保持正常。

2.多发性骨髓瘤 IgM 型　①多发性骨髓瘤的骨髓中是骨髓瘤细胞(原始或幼

稚浆细胞)浸润,而本病的骨髓中是淋巴样浆细胞浸润。②溶骨性病变在多发性骨髓瘤常见,而在本病少见(仅 2%左右)。③肾损害在多发性骨髓瘤常见而在本病少见。在上述 3 点中第①点最为关键。

3.意义未明单克隆 IgM 血症　①意义未明单克隆 IgM 血症无任何临床症状,而本病有贫血,出血,肝、脾、淋巴结肿大,高黏滞综合征等临床表现。②MGUS 的单克隆 IgM 增高水平有限(一般<15g/L)且常保持多年无显著变化,而本病的单克降 IgM 呈持续增多特点。③MGUS 的骨髓中是正常形态的浆细胞增多且增多数量有限,而本病的骨髓中是淋巴样浆细胞浸润且呈进展状态。需要指出的是,部分 IgM 型的 MGUS 多年发展后可转化为 Waldenstrom 巨球蛋白血症。

【治疗】

当患者没有临床表现,即无贫血、出血倾向、高黏滞综合征、肾功能不全或神经系统症状时,不宜进行化疗。进行治疗的指征是患者有上述临床表现。

1.烷化剂　是治疗本病的主要化疗药物,其中苯丁酸氮芥是应用最多的一种,通常用 6～12mg/d,口服,2～4 周,病情缓解后,改为维持剂量 2～4mg/d,维持剂量及维持期长短酌情而定。其他烷化剂如美法仑、环磷酰胺、卡莫司汀也对本病有效。联合化疗如长春新碱、环磷酰胺或美法仑和泼尼松可用于疾病进展期。对烷化剂耐药的患者,可采用多柔比星或依托泊苷治疗。

2.干扰素 α　在部分患者可获得部分缓解效果。

3.氟达拉滨　20～30mg/m^2,静脉注射,第 1～第 5 天或克拉屈滨 0.1mg/kg 静脉注射;第 1～第 7 天治疗本病获得的疗效优于苯丁酸氮芥。对苯丁酸氮芥耐药病例应用氟达拉滨或克拉屈滨仍可能奏效。

4.放血疗法　当发生严重高黏滞综合征而引起视力障碍、严重出血倾向或昏迷时,应采取放血法。一般至少放血浆 500mL,必要时可重复放血。有条件者应采用血细胞分离机进行血浆置换,可迅速去除部分患者含有异常增多的 IgM 血浆,而代之以正常血浆或血浆代用品,缓解病情。

5.对症治疗　重度贫血可输注红细胞,纠正贫血。血小板过低,适当输血小板。积极控制与预防感染,选择有效抗生素。注意改善心功能并及时控制心力衰竭。

【注意事项】

(1)常见死亡原因是淋巴样细胞高度增殖、快速恶化、心力衰竭、感染。少数死于脑血管意外及肾衰竭。也有晚期发展成免疫母细胞淋巴瘤、AML、Richter 综合征。有的患者晚期时,恶性肿瘤细胞极快生长,血清中 IgM 浓度反而下降,提示肿瘤细胞去分化，失去产生 IgM 的能力。

(2)据统计，年龄大于 60 岁、男性、血红蛋白低于 100g/L 者，生存期短，疗效差。而高肿瘤细胞负载、IgM 血清浓度及骨髓中淋巴细胞多少与预后无关。

第四节　意义未明的单克隆丙种球蛋白病

意义未明的单克隆丙种球蛋白病(MGUS)是指患者血清中出现单克隆免疫球蛋白(M-蛋白)，而未检出有多发性骨髓瘤、巨球蛋白血症、淀粉样变及其他相关疾病。特征为血清 M-蛋白浓度低于 35g/L，骨髓浆细胞低于 10%，尿液中无或仅有少量 M-蛋白，无溶骨性损害，无贫血、高钙血症及肾衰竭。

【流行病学】

本病常发生于老年，男性多于女性。

【病因】

本病病因不明，推测可能由于慢性炎症性刺激或改变了的内源性抗原对浆细胞的过度刺激而致 M-蛋白的升高，其次遗传因素、与年龄有关的 T 细胞功能的缺陷与本病的发生也有一定的关系。

【临床表现】

患者多数无明显临床症状，常因无关疾病就诊而发现 M-蛋白。

如伴有其他病变如自身免疫系统疾病、移植物抗宿主病、慢性感染期等，有相关疾病的临床表现。

【辅助检查】

(1)血清 M-蛋白浓度增高，IgG＜35g/L，如为 IgA 或 IgM 则＜10g/L。

(2)骨髓内浆细胞比例＜10%。

(3)尿内没有或仅有微量的 M-蛋白。

【诊断】

(1)骨髓中浆细胞＜10%。

(2)M-蛋白 IgG＜35g/L，IgA＜20g/L。

(3)无骨质破坏。

(4)无感染或其他症状。

符合上述 4 项条件，方可诊断为 MGUS。

【鉴别诊断】

1.冒烟型骨髓瘤　两者区别仅在于骨髓中浆细胞数量和M-蛋白水平的有限差别。定期检查有关指标如血清自由轻链κ与λ比例、M-蛋白、血红蛋白、骨髓象、血钙、肾功能等。MGUS的状况基本稳定,而冒烟型骨髓瘤多呈缓慢进展状态。

2.某些浆细胞疾病　如自身免疫性疾病、淋巴组织增殖性疾病、慢性感染、恶性肿瘤、免疫缺损综合征、皮肤疾病、器官移植后等偶可伴发单克隆免疫球蛋白血症。患者有原发疾病的临床表现。

【治疗】

一般主张长期定期随访,一旦进展为恶性病变则进行化疗。

MGUS伴有多原神经病变时须在早期即行血浆置换治疗。

【注意事项】

本病未明确为良性抑或恶性,未完全排除恶性淋巴浆细胞病变,临床长期随访中见到一些病例淋巴浆细胞系统单克隆恶性病变明朗化,因此定期随访复查实属必需。

第六章　成分输血及输血反应

一、输血的适应证与禁忌证

【全血输注】

（一）全血输注的适应证

1.急性大量出血　如产后出血、大手术或严重创伤时，患者丧失大量血液，红细胞和血容量明显减少。这时迅速恢复和维持患者的血容量以防治休克是主要任务。当急性失血不到血容量的20%时，通常只需补充晶体溶液（如生理盐水、林格乳酸钠液）。当患者失血量接近全身血容量的25%～30%时，血容量的迅速降低可导致患者发生失血性休克。在这种情况下，可以选择红细胞加晶体液输注。如果患者于出血前有贫血、营养不良、低蛋白血症、水肿、脓毒血症、烧伤或低血容量等，除输注红细胞和晶体液外，需要根据病情用白蛋白或加用部分全血。若失血超过全身血容量的1/3时，均伴有休克症状，此时患者缺氧、酸中毒和血液浓缩，必须迅速纠正电解质和补充晶体、胶体液（如羟乙基淀粉），以扩充血容量。在此基础上输用4～8单位红细胞（200mL全血所分离的红细胞为1单位）或全血1000mL。

2.体外循环　心肺手术时，常用体外循环机，以前常用全血做泵的底液，现在主张配合白蛋白和晶体液，可冲淡血液，降低血黏度以避免术后肾衰竭。

3.换血　新生儿溶血病，经过换血可去除胆红素、抗体及抗体致敏的红细胞。目前主张用白蛋白和换血结合治疗，因白蛋白易与间接胆红素结合，其效果比单纯用换血疗法好。

（二）全血输注的禁忌证

（1）心功能不全或心力衰竭的贫血患者，婴幼儿、老年人以及慢性病体质虚弱者。

（2）需要长期和反复输血的患者，如再生障碍性贫血、珠蛋白生成障碍性贫血、阵发性睡眠性血红蛋白尿和白血病等。

（3）对血浆蛋白已致敏。

（4）血容量正常的慢性贫血患者。

(5)可能施行骨髓移植及其他器官移植患者。

【红细胞输注】

(一)红细胞制剂分类

1.浓缩红细胞　将采集到多联袋内全血中的大部分血浆在全封闭的条件下分离出后剩余的部分所制成的血细胞成分血定义为浓缩红细胞。200mL 全血可分离出 1 单位浓缩红细胞,可提高成年人血红蛋白浓度 5～7.5g/L。

2.红细胞悬液　用三联袋采集全血,经离心移去大部分血浆后,加入红细胞保存液制备而成。悬浮红细胞的保存期随加入的保存液不同而有所不同,一般在 2～6℃环境下可保存 35d。

3.代血浆　将全血移出血浆,加入与移出量相等的以代血浆为主的保存液。代血浆具有补充运氧力的红细胞和补充血容量的双重作用,减少了由血浆引起的抗体反应。

4.洗涤红细胞　全血经离心后在无菌条件下首先分离出血浆并去除白细胞,向红细胞内加入无菌生理盐水混匀,再离心去除残余的白细胞,如此反复洗涤 3 次最终去除 98%以上的血浆,90%以上的白细胞、血小板,同时也去除了保存过程中产生的钾、氨、乳酸等代谢产物,保留了 70%以上的红细胞,最后加入生理盐水悬浮即可。

5.少白细胞红细胞　全血静置或加用红细胞沉降剂(右旋糖酐、明胶或羟乙基淀粉),也可以每分钟 2400 转的转速离心 30min,移去血浆、白膜层及白膜层下约 0.5cm 的红细胞层制成,可除去大部分血浆、白细胞和血小板,而保留 80%的红细胞。此外,自旋降温滤池可使白细胞计数降为 5×10^8/L。

6.去白细胞的红细胞　已开发的第三代白细胞过滤器,可使一个单位红细胞悬液去除 98%～99.9%的白细胞,使白细胞含量小于 5×10^6/L。

7.冷冻红细胞　红细胞借助于冷冻保护剂(甘油)于低温保存即为冷冻红细胞。主要用于稀有血型和自身血长期保存。

8.年轻红细胞　主要是由年龄较轻的红细胞(包括网织红细胞)组成。目前多用血细胞分离机直接从献血者分离收集。

9.辐照红细胞　为了防止淋巴细胞随输血进入人体后未被宿主识别出为外来物,引起 TA-GVHD(与输血相关的移植物抗宿主病),红细胞制品需经 γ 射线辐照,可用 ^{137}Cs 辐照器或 ^{60}Co 治疗机,剂量为 15～35Gy,此射线对红细胞基本无损害。

（二）红细胞输注的注意事项

（1）高黏滞血症患者要谨慎输注红细胞。

（2）高白细胞血症时需谨慎输注红细胞，必要时可行白细胞分离后输注。

（3）对骨髓移植的患者应当接受放射照射的红细胞，以防与输血相关的移植物抗宿主病。

（4）CMV 阴性患者接受自身骨髓移植、自身外周血干细胞移植或 CMV 阴性的异基因移植，最好输 CMV 抗体阴性的血制品。

（5）自身免疫性溶血性贫血患者输血仅适用于溶血危象以及极度贫血短期内可能危及生命者。

【血小板输注】

（一）血小板输注的适应证

1.治疗性输注　凡有血小板计数低下又伴有出血倾向时，可即刻输用，直至血小板上升或出血停止。

2.预防性输注

（1）预防出血合并症：主要是预防颅内出血。

（2）再生障碍性贫血患者伴有感染、发热，急性白血病或其他恶性肿瘤患者进行强烈化疗、放疗后血小板迅速下降在 $20\times10^9/L$ 以下并有颅内出血危险时应输用，使血小板计数保持在 $20\times10^9/L$ 以上。

（3）心肺旁路手术应用体外循环时，在手术开始数分钟内血小板即可下降到原有的40%～60%，并持续至术后5～7d方恢复正常。若于术前已有血小板减少，或手术时血小板下降至 $50\times10^9/L$ 以下时，应予输注，并保持血小板在 $50\times10^9/L$ 以上。

（4）免疫性血小板减少性紫癜或脾功能亢进者，因有血小板抗体和脾内滞留使血小板破坏，输用血小板仅在做脾切除，或必要的其他手术时。

（5）原发性或继发性血小板功能异常者，虽血小板计数正常，若行必要手术时，应予血小板输注。

（二）血小板输注的注意事项

（1）无效输注：同种免疫反应产生的抗体，导致对血小板输注产生免疫介导的不良反应。在大多数同种免疫血小板输注无效的病例中，用 HLA-A 和 B 点相配的血小板输注获得成功。应用大剂量丙种球蛋白静脉注射未证明有效。

（2）ABO 血型相同的血小板存活时间长于 ABO 血型不同者，且分离血小板时难免混入红细胞，因而应选择 ABO 同型供血者。

(3)血小板分离后应马上输注,宜放置在室温中,同时轻轻振荡防止血小板聚集。若系冰冻血小板输入应在15min内融化、解冻后立刻输给患者。

二、输血免疫抑制作用

【输血对各种实体瘤的不良反应】

输入血液的成分及其多少与肿瘤复发明显相关,输全血者肿瘤复发率高,死亡者亦多。接受不超过3单位浓集红细胞的患者与未接受输血者的肿瘤复发率相似,接受4单位以上浓集红细胞患者其复发率与生存期和输用全血者一样。肿瘤复发与输血时间似有相关,手术前后各1个月内的患者,肿瘤复发早,这些观察有待进一步证实。

【输血降低机体抵御细菌感染能力】

有资料表明,结肠癌患者术中接受输血者,术后感染率为25%,而未接受输血者为7%。输入血量越多,感染机会也越多。输库存血影响更大,因为库存越久,吞噬细胞能力越低下。

【输血引起的移植物抗宿主病(TA-GVHD)】

这种GVHD往往在输血后1周内呈急性发作,病情险恶,病死率达80%～90%。治疗往往无效,主要在于预防。目前较为实用的方法是对免疫功能较低下的受血者,在输血前,将血液用30Gy照射,以清除T淋巴细胞。

三、输血不良反应

【输血后的循环负荷过重】

快速大量输血对伴有心脏疾病的患者易造成负荷过重,产生充血性心力衰竭和肺水肿。常在输血中或输血后1h内突然出现心率加快,继而呼吸困难,发绀,咳粉红色泡沫痰,两肺出现湿啰音。

治疗措施为停止输血,严密观察;迅速静脉注射毛花苷C、呋塞米或皮下注射吗啡;如症状仍无减轻,采用四肢轮换结扎止血带,以减少回心血量,必要时静脉放血。预防在于掌握输血适应证,控制输入速度及输血量;其次对这种病人可输注浓缩红细胞悬液,防止循环负荷过重。

【铁超负荷】

如果患者长期反复接受大量输血,则体内铁明显增加,有发生血色病的可能。一个单位红细胞含有200～250mg铁,大约输注50单位红细胞后,可引起输血后含铁血黄素沉着症。最终可影响心、肝和内分泌腺体。预防主要是掌握输血适应证，尽量减少输血量。如已发生含铁血黄素沉着症，可用铁螯合剂去除铁胺。这一情况在血液系统恶性肿瘤患者中不常见。

【急性溶血性输血反应】

1.常见原因

(1)血型不合，最常见为ABO血型不合，其次为Rh系统血型不合。

(2)输入的红细胞本身遭受损伤或破坏。

(3)受者情况特殊，如自身免疫性溶血性贫血患者体内的自身抗体可破坏输入的异体红细胞；阵发性睡眠性血红蛋白尿患者输入含新鲜血浆的血制品时，带入大量的补体，可诱发溶血。

2.临床表现　通常表现为血管内溶血，患者有发热、寒战、恶心、背痛，随后出现血红蛋白尿、血红蛋白血症、低血压休克、急性肾衰竭，同时这一过程会引起补体激活，启动凝血系统，释放缓激肽和儿茶酚胺，诱发DIC。

3.治疗　立即停止输血，严密观察体温、脉搏、血压、尿色、尿量和出血倾向。抗休克，维持有效循环，碱化尿液，保护肾及防治DIC。宜输入晶体及胶体液以扩充血容量，以多巴胺升压及扩张血管，静脉注射大量的糖皮质激素抑制溶血。为预防肾衰竭，在扩充血容量后可给呋塞米等药物利尿，加速游离血红蛋白排出。如合并DIC，可给肝素治疗，同时可输新鲜血，血小板严重减少可输血小板。

【细菌污染性输血反应】

常见的细菌是小肠结肠炎耶尔森菌或嗜冷假单胞菌。

治疗方法为立即停止输血，同时进行抗感染和抗休克治疗。菌种未明确前用广谱抗生素，以针对革兰阴性杆菌为主，剂量要足，尽量采用联合抗生素。预防措施首先要做到保养液、采血和输血器具严格灭菌，采血完毕后应立即置入冰箱内。

【发热性非溶血性输血反应】

目前90%的输血反应属非溶血、非感染的输血反应，这种寒战发热式的输血反应发生率约200次成分输血中出现一次。其特点是患者输血后，在无溶血的情况下，体温升高1℃或更多。临床表现为3个阶段：第一阶段为一过性的面色潮红、心悸、心动过速、咳嗽、胸部不适或经常未注意到的中性粒细胞减少症。第二阶段为15～60min的潜伏期。第三阶段表现为舒张压升高、头痛、寒战或是剧烈发抖，有时很难与溶血性输血反应区别，因此应立即停止输血。大多数发热性非溶血性输血反应是自限的，并且通过支持治疗和口服退热药体温可消退，15%以下的患者可在以后的输血过程中再次出现这类反应。这种输血反应的发生是由于白细胞凝集素或受者的抗体抗供者的白细胞。对伴有发热性非溶血性输血反应的患者可给少白细胞的血制品，对大多数患者有效。

【过敏性输血反应】

轻微的过敏反应表现为输血后出现荨麻疹和瘙痒。一般用抗组胺药有效，输血可在荨麻疹消退后继续进行，或应用洗涤红细胞。

严重的过敏反应时，患者常有支气管痉挛，出现呼吸困难、低血压休克和意识丧失。出现这一反应时立即停止输血，并以肾上腺素紧急处理，糖皮质激素也有效。对这些患者如需输血，应当使用IgA缺乏的供者血液或洗涤的红细胞。

【输血传播性疾病】

可能感染肝炎、巨细胞病毒、HIV等。

【输血相关的移植物抗宿主病(TA-GVHD)】

当有免疫活性的淋巴细胞输注给无免疫活性的患者时，此病即可发生，通常在输血后的7～10d，患者出现发热、皮肤红斑、玫瑰斑丘疹，此外也可影响到胃肠道、肝、淋巴组织特别是胸腺，未做骨髓移植的患者，可侵犯骨髓，引起严重的骨髓再生不良。在骨髓移植后的患者，对骨髓影响更严重，发展更快，患者通常由于感染或出血在3周内死亡。

TA-GVHD可以发生在任何有免疫系统严重缺陷的患者。对这些患者应当接受经γ射线照射的血制品，以防TA-GVHD的发生。

【同种免疫反应】

红细胞制品中含有一些污染的白细胞，接受红细胞的患者易产生直接抗红细胞、中性粒细胞、血小板或HLA抗原的同种抗体。

抗中性粒细胞抗体形成在发热性非溶血性输血反应发病机制中起主要作用。输注去白细胞的红细胞和血小板制品时，能降低同种免疫反应。

【其他输血并发症】

1.枸橼酸中毒　短期内大量快速输血可能发生枸橼酸中毒，发生率极低，但危险极大。其通过枸橼酸钙的螯合作用，患者钙离子水平下降，导致心律失常。可通过缓慢输血或补充钙剂而控制。如发生枸橼酸中毒，首先检测钙离子水平。一般每输1000mL血补充10%氯化钙或葡萄糖酸钙10mL。氯化钙的补钙效果优于葡萄糖酸钙，因为氯化钙注射后几乎全部处于游离状态，而葡萄糖酸钙需经葡萄糖基团代谢后方可释放出钙离子。

2.红细胞储存中出现的高钾　当血液保存在2～4℃低温时，红细胞钠钾泵相对无功能，细胞内钾的浓度逐日向血浆中转移，保存1周后，血浆钾浓度可达12mmol/L。血储存时间越长，血浆钾浓度越高。红细胞储存在CPDA保存液中，第 35 天时血钾浓度接近 78mmol/L，而采集的新鲜血，血钾只有 5mmol/L。所以在某些情况下如有肾衰竭和高钾血症患者，应选用新鲜血或洗涤的红细胞，以防高钾血症。

3.储存过程中的血液碎片形成　在血液储存过程中，血小板、白细胞、纤维蛋白发生聚集，产生所谓血细胞碎屑。有人认为，大量输血这些碎片可阻塞毛细血管，出现所谓的“休克肺”。目前输血时采用超微孔滤过网或聚酯纤维滤过网，可清除库血中 95%以上的血细胞碎片。

四、特殊病情的输血问题

【老年人、心脏病、心功能不全时输血问题】

1.风险　可因血容量增加而加重心脏负担，若再发生寒战、高热等输血反应，则会进一步增加心脏负担，引起心力衰竭。

2.原则　可输可不输者不输，能少输者尽量少输。分次少输，每日不超过 300mL。尽量用浓集红细胞悬液。应输用新鲜红细胞，储存时间不得超过 5d。

【小儿的输血】

1.新生儿时期　新生儿特别是出生后 3～6 个月，红细胞上的抗原较弱，血清中的天然血型抗体效价也往往不够高，因此判定血型要用高效价的标准血清，交叉配血也应特别注意。

2.小儿输血量

(1)一般情况下输血量为 10mL/kg。婴儿可为 10～15mL/kg。

(2)急性失血时，为补充血容量，可酌情增加，但最好不超过 20mL/kg，输入速度要慢，加强输血监护。

(3)长期重度贫血，应少量多次，每次输入量以 7～10mL/kg 为限。

3.输血速度

(1)新生儿溶血或严重出血时，可静脉推注血液。

(2)除此以外可以静脉滴注，速度在 10 滴/分钟以下，或 2～6mL/(kg・h)，新生儿及婴幼儿还要更慢。

(3)长期严重贫血及有心肺功能不良者，或血红蛋白在 30g/L 以下者，若已经心力衰竭，滴速不应超过 10 滴/分钟。

4.严密观察患者的体温、脉搏、呼吸、皮肤、尿色和一般情况。

【其他血液病输血问题】

(1)阵发性睡眠性血红蛋白尿，不能输用全血，需输注去白细胞的红细胞或血小板。

(2)自身免疫性溶血性贫血，需输注洗涤红细胞。若贫血极为严重，甚至出现溶血危象时，一般不予输血，否则易引起溶血性输血反应。应采用其他措施，如血浆交换、大剂量甲强龙冲击治疗、大剂量静脉注射丙种球蛋白等。

(3)副蛋白血症及巨球蛋白血症：输血前应先做血浆置换，去除血中异常蛋白质，或用其他方法使血黏度减低，然后再输红细胞。

(4)严重肝病及组织-吞噬细胞系统疾病患者，清除异物和血浆蛋白降解产物、聚集物等的能力减低，应尽量用较单纯的浓集红细胞或洗涤红细胞，若需全血，应采用新鲜全血，不得使用库存较久的血液。

(5)肾功能不全者的输血，应采用新鲜的浓集红细胞。

参考文献

[1]周剑峰，孙汉英，张义成.血液病诊疗指南(第3版)[M].北京：科学出版社，2017.

[2]陈文明，黄晓军.血液病学[M].北京；科学出版社，2017.

[3]沈悌，赵永强.血液病诊断及疗效标准[M].北京；科学出版社，2018.

[4]陈洁平，张勇，符刚.血液科临床速查掌中宝[M].北京：人民军医出版社，2015.

[5]袁成录，王玲.血液病临床诊疗与新进展[M].北京：科学技术文献出版社，2013.

[6]魏庆芳，王力主.血液科速查[M].北京：人民军医出版社，2012.

[7]周道斌.血液肿瘤[M].北京：科学出版社，2010.

[8]张之南.血液病学(第2版)[M].北京：人民卫生出版社，2011.

[9]闫树旭，周合冰，李晓辉.实用血液病鉴别诊断指导[M].北京：人民卫生出版社，2016.

[10]刘芳菲，杨云，耿燕，等.血液病科2011—2013年临床标本分离病原菌及耐药性分析[J].中国感染控制杂志，2015，14(05)：306—310.

[11]罗洪强，傅佳萍，蒋景华.恶性血液病患者医院感染危险因素及预防控制研究[J].中华医院感染学杂志，2014，24(05)：1171—1173.

[12]万岁桂，郑程程，韩旭，等.中性粒细胞CD64指数在血液病合并细菌感染诊断中的价值[J].中国实验血液学杂志，2014，22(03)：797—800.

[13]马光丽，方炳木，曲志刚，等.血液病患者血小板输注临床疗效及相关因素分析[J].中华全科医学，2014，12(10)：1540—1542+1574.

[14]杨志峰，聂海英，李焱，等.中性粒细胞CD64对血液疾病患者发生细菌感染的诊断效果[J].检验医学与临床，2016，13(03)：352—354.

[15]敬雪明，李铃，敬雨佳，等.恶性血液病化学药物治疗后粒细胞缺乏症并发医院感染的相关性研究[J].重庆医学，2016，45(07)：957—961.

[16]李鹏，陈立兵，杜明梅，等.成年血液病患者医院感染危险因素分析[J].中华医院感染学杂志，2013，23(12)：2834—2836.